Pathological Explorations: Journeying Through Diagnostic Landscapes

Pathologische Erkundungen: Reise durch diagnostische Landschaften

Nina

Copyright © [2024]

Title: Pathological Explorations: Journeying Through Diagnostic Landscapes

Author's: Nina

This book was printed and published by [Publisher's: Nina] in [2024]

ISBN:

TABLE OF CONTENT

Kapitel 1: Einleitung: Navigation im Unbekannten

- Einführung in das Konzept der „diagnostischen Landschaften“ - das komplexe Terrain der Identifizierung und des Verständnisses von Krankheiten.
- Hervorhebung des Zwecks des Buches - die Erforschung verschiedener Pathologien und der diagnostischen Reise.
- Kurze Diskussion über die Bedeutung des Verständnisses sowohl der medizinischen als auch der persönlichen Aspekte der Diagnose.

Kapitel 2: Den Kurs bestimmen: Der diagnostische Prozess

- Erläutern Sie die verschiedenen Phasen des diagnostischen Prozesses – von den ersten Symptomen bis zur Bestätigung oder dem Ausschluss einer Diagnose.
- Besprechen Sie die Rolle verschiedener medizinischer Fachkräfte in der Diagnostik.
- Erkunden Sie die verschiedenen Werkzeuge und Techniken, die in der Diagnostik verwendet werden (z. B. körperliche Untersuchungen, Labortests, bildgebende Verfahren).

Kapitel 3: Terra Incognita: Das Unerklärte und Undiagnostizierte

- Tauchen Sie ein in die Herausforderungen undiagnostizierter Krankheiten und die Navigation im Unbekannten.
- Besprechen Sie die emotionalen Auswirkungen eines fehlenden Befunds.
- Erkunden Sie die Rolle von Selbsthilfegruppen und Unterstützung für Menschen mit undiagnostizierten Erkrankungen.

Kapitel 4: An der Weggabelung: Differentialdiagnose

- Erklären Sie das Konzept der Differentialdiagnose - die Berücksichtigung mehrerer Möglichkeiten, bevor eine endgültige Diagnose gestellt wird.
- Diskutieren Sie die Herausforderungen und Komplexitäten der Differentialdiagnose, einschließlich der Möglichkeit von Fehldiagnosen.
- Untersuchen Sie Fallbeispiele, in denen die Differentialdiagnose eine entscheidende Rolle spielt.

Kapitel 5: Der unsichtbare Pfad: Diagnosen psychischer Erkrankungen

- Besprechen Sie die besonderen Herausforderungen bei der Diagnose psychischer Erkrankungen.
- Erkunden Sie die Stigmatisierung von psychischen Erkrankungen und deren Auswirkungen auf die Diagnose.
- Heben Sie die Bedeutung einer frühzeitigen Intervention und einer angemessenen Behandlung psychischer Erkrankungen hervor.

Kapitel 6: Treibsand: Neue Krankheitsbilder und sich wandelnde Diagnosen

- Diskutieren Sie die laufende Entdeckung neuer Krankheiten und die Entwicklung diagnostischer Kriterien.
- Untersuchen Sie den Einfluss des technologischen Fortschritts auf die diagnostischen Möglichkeiten.
- Analysieren Sie die ethischen Erwägungen im Zusammenhang mit neuartigen Diagnosen und Behandlungen.

Kapitel 7: Verlorene Verständigung: Kulturelle Aspekte in der Diagnostik

- Erörtern Sie den Einfluss des kulturellen Hintergrunds und der Glaubensvorstellungen auf die Symptompräsentation und den Diagnoseprozess.
- Untersuchen Sie die Bedeutung kultureller Kompetenz bei medizinischem Fachpersonal.
- Behandeln Sie potenzielle Vorurteile und Fehldiagnosen in verschiedenen kulturellen Kontexten.

Kapitel 8: Der weniger befahrene Weg: Alternative und komplementäre Diagnosen

- Erkunden Sie die Verwendung alternativer und komplementärer Therapien neben der traditionellen Medizin.
- Diskutieren Sie die wissenschaftliche Grundlage (oder deren Fehlen) hinter verschiedenen alternativen Diagnosemethoden.
- Betonen Sie die Bedeutung einer offenen Kommunikation zwischen Patienten, medizinischem Fachpersonal und Anwendern alternativer Therapien.

Chapter 1: Introduction: Navigating the Uncharted

Kapitel 1: Einleitung: Navigation im Unbekannten

Einführung in das Konzept der „diagnostischen Landschaften“ - das komplexe Terrain der Identifizierung und des Verständnisses von Krankheiten.

Einführung

Die Diagnose und das Verständnis von Krankheiten sind komplexe Prozesse, die tiefgreifende Auswirkungen auf das Leben von Patienten und die Gesellschaft haben. In den letzten Jahren hat sich das Konzept der "diagnostischen Landschaften" herauskristallisiert, um die vielfältigen Faktoren zu erfassen, die bei der Identifizierung und dem Verständnis von Krankheiten eine Rolle spielen. In diesem Essay beleuchten wir das Konzept der diagnostischen Landschaften und ihre Bedeutung für die moderne Medizin und Forschung.

Die Vielschichtigkeit der Diagnostischen Landschaften

Diagnostische Landschaften sind keine statischen Gebilde, sondern dynamische Räume, die sich ständig verändern und weiterentwickeln. Sie umfassen ein breites Spektrum von Elementen, darunter:

- Biologische Faktoren: Die genetische Ausstattung, die molekulare Zusammensetzung und die physiologischen Prozesse eines Patienten spielen eine entscheidende Rolle bei der Entstehung und dem Verlauf von Krankheiten.

- Umweltfaktoren: Umweltfaktoren wie Luftverschmutzung, Ernährung und Lebensstil beeinflussen das Krankheitsrisiko und die Krankheitsentwicklung.
- Soziale Faktoren: Soziale Faktoren wie Armut, Bildung und Zugang zu Gesundheitsleistungen haben einen tiefgreifenden Einfluss auf die Gesundheit und die Möglichkeiten der Diagnostik und Behandlung.
- Psychologische Faktoren: Stress, Angst und Depressionen können das Krankheitsrisiko erhöhen und die Wahrnehmung von Symptomen beeinflussen.
- Medizinische Faktoren: Die Verfügbarkeit von Diagnoseverfahren, Behandlungsmöglichkeiten und medizinischem Fachwissen beeinflusst die Art und Weise, wie Krankheiten erkannt und behandelt werden.

Die Bedeutung der diagnostischen Landschaften

Das Konzept der diagnostischen Landschaften ist für die moderne Medizin und Forschung von großer Bedeutung:

- Verbesserte Diagnostik: Die Berücksichtigung der vielfältigen Faktoren in diagnostischen Landschaften kann zu einer genaueren und umfassenderen Diagnosestellung führen.
- Individualisierte Medizin: Die Berücksichtigung der individuellen diagnostischen Landschaft eines Patienten ermöglicht eine individualisierte Medizin, die auf die spezifischen Bedürfnisse des Patienten zugeschnitten ist.
- Prävention und Früherkennung: Das Verständnis der diagnostischen Landschaften kann zur Entwicklung

effektiverer Präventionsmaßnahmen und Früherkennungsstrategien beitragen.

- Gesundheitspolitik: Die Berücksichtigung der diagnostischen Landschaften kann die Entwicklung einer gerechteren und effektiveren Gesundheitspolitik unterstützen.

Herausforderungen und Zukunftsperspektiven

Die Erforschung und Anwendung des Konzepts der diagnostischen Landschaften stellt einige Herausforderungen dar:

- Komplexität: Die Vielzahl der Faktoren, die diagnostische Landschaften beeinflussen, macht es schwierig, sie vollständig zu erfassen und zu verstehen.
- Datenintegration: Die Integration von Daten aus verschiedenen Bereichen wie Biologie, Umweltwissenschaften, Sozialwissenschaften und Psychologie ist notwendig, um ein umfassendes Bild der diagnostischen Landschaften zu erhalten.
- Interdisziplinäre Zusammenarbeit: Die Erforschung und Anwendung des Konzepts der diagnostischen Landschaften erfordert eine enge Zusammenarbeit zwischen Wissenschaftlern aus verschiedenen Disziplinen.

Trotz dieser Herausforderungen bietet das Konzept der diagnostischen Landschaften enormes Potenzial für die Verbesserung der Diagnose, Prävention und Behandlung von Krankheiten. Durch die Berücksichtigung der vielfältigen Faktoren, die die Gesundheit beeinflussen, können wir eine Medizin entwickeln, die individueller, effektiver und gerechter ist.

Fazit

Diagnostische Landschaften sind komplexe und dynamische Räume, die die Identifizierung und das Verständnis von Krankheiten beeinflussen. Durch die Berücksichtigung der vielfältigen Faktoren, die diagnostische Landschaften ausmachen, können wir die Diagnostik verbessern, die Prävention stärken und die Behandlung von Krankheiten individualisieren. Das Konzept der diagnostischen Landschaften bietet neue Möglichkeiten für die moderne Medizin und Forschung und trägt dazu bei, eine gesündere Zukunft für alle Menschen zu gestalten.

Hervorhebung des Zwecks des Buches - die Erforschung verschiedener Pathologien und der diagnostischen Reise.

Dieses Buch begibt sich auf eine faszinierende Reise durch die Welt der Pathologie und der diagnostischen Odyssee. Es beleuchtet die vielfältigen Facetten von Krankheiten, deren Ursachen, Auswirkungen und die komplexen Prozesse, die zur Diagnose und Behandlung führen.

Eintauchen in die Welt der Pathologie:

Die Pathologie, die Lehre von den Krankheiten, steht im Mittelpunkt dieses Buches. Es ergründet die verschiedenen Arten von Pathologien, von genetischen Erkrankungen bis hin zu Infektionskrankheiten und Krebs. Das Buch vermittelt ein tiefgreifendes Verständnis der krankheitsverursachenden Mechanismen auf molekularer, zellulärer und organischer Ebene.

Die diagnostische Reise entschlüsseln:

Die Diagnose einer Krankheit ist ein komplexer Prozess, der oft eine lange und herausfordernde Reise für Patienten und medizinisches Fachpersonal darstellt. Das Buch beleuchtet die verschiedenen diagnostischen Verfahren, von der Anamnese und körperlichen Untersuchung bis hin zu bildgebenden Verfahren und Laboranalysen. Es erklärt die Prinzipien hinter diesen Verfahren und wie sie zur Identifizierung und Charakterisierung von Krankheiten eingesetzt werden.

Brücken zwischen Pathologie und Diagnostik:

Das Buch verbindet geschickt die Bereiche Pathologie und Diagnostik, indem es zeigt, wie pathologische

Veränderungen mit klinischen Symptomen und diagnostischen Befunden zusammenhängen. Es ermöglicht dem Leser, die krankheitsbedingten Veränderungen auf zellulärer Ebene mit den resultierenden Symptomen und dem Krankheitsbild zu verknüpfen.

Zielgruppe und Nutzen:

Dieses Buch richtet sich an ein breites Publikum, von Studenten der Medizin und Naturwissenschaften über medizinisches Fachpersonal bis hin zu interessierten Laien. Es bietet wertvolle Einblicke in die faszinierende Welt der Pathologie und der diagnostischen Reise und vermittelt ein umfassendes Verständnis der krankheitsverursachenden Mechanismen und der diagnostischen Verfahren.

Lernziele und Schlüsselthemen:

Durch die Lektüre dieses Buches erwirbt der Leser:

- Ein tiefgreifendes Verständnis der verschiedenen Arten von Pathologien und ihrer Ursachen.
- Kenntnisse über die krankheitsverursachenden Mechanismen auf molekularer, zellulärer und organischer Ebene.
- Einblicke in die verschiedenen diagnostischen Verfahren und ihre Anwendung bei der Identifizierung und Charakterisierung von Krankheiten.
- Ein Verständnis des Zusammenhangs zwischen pathologischen Veränderungen, klinischen Symptomen und diagnostischen Befunden.
- Wertvolles Wissen über die Herausforderungen und den Stellenwert der Diagnostik im Krankheitsmanagement.

Fazit:

Dieses Buch bietet eine fesselnde und informative Reise durch die Welt der Pathologie und der diagnostischen Odyssee. Es vermittelt ein umfassendes Verständnis von Krankheiten, ihren Ursachen, diagnostischen Verfahren und der Bedeutung der Diagnostik für die Behandlung und das Patientenwohl. Durch seine klare Sprache, anschaulichen Illustrationen und tiefgründigen Erklärungen ist es sowohl für Fachleute als auch für interessierte Laien eine wertvolle Bereicherung.

Kurze Diskussion über die Bedeutung des Verständnisses sowohl der medizinischen als auch der persönlichen Aspekte der Diagnose.

Einleitung

Eine Diagnose ist mehr als nur ein Etikett für eine Krankheit. Sie ist ein komplexer Prozess, der sowohl medizinische als auch persönliche Aspekte umfasst. Um eine effektive Behandlung zu ermöglichen und die Lebensqualität des Patienten zu verbessern, ist es wichtig, dass Ärzte sowohl die medizinischen Fakten einer Erkrankung als auch die individuellen Bedürfnisse und Erfahrungen des Patienten verstehen.

2. Medizinische Aspekte der Diagnose

Die medizinischen Aspekte der Diagnose umfassen die Identifizierung der Krankheit, ihrer Ursache und ihrer Symptome. Dazu gehört die Erhebung der Krankengeschichte des Patienten, die Durchführung von körperlichen Untersuchungen und die Anordnung von Tests.

Ärzte müssen über ein fundiertes medizinisches Wissen verfügen, um die Symptome des Patienten richtig interpretieren und die richtige Diagnose stellen zu können. Sie müssen auch über die neuesten medizinischen Erkenntnisse und Behandlungsmöglichkeiten auf dem Laufenden sein.

3. Persönliche Aspekte der Diagnose

Die persönlichen Aspekte der Diagnose umfassen die Auswirkungen der Krankheit auf das Leben des Patienten, seine emotionale Reaktion auf die Diagnose und seine persönlichen Ziele und Werte.

Ärzte müssen die Patienten als Individuen wahrnehmen und ihre persönlichen Bedürfnisse und Erfahrungen berücksichtigen. Sie müssen in der Lage sein, effektiv mit den Patienten zu kommunizieren, ihnen verständlich zu erklären und ihnen emotionale Unterstützung zu bieten.

4. Bedeutung des Verständnisses beider Aspekte

Das Verständnis sowohl der medizinischen als auch der persönlichen Aspekte der Diagnose ist für eine effektive Behandlung unerlässlich. Wenn Ärzte nur die medizinischen Fakten kennen, können sie die individuellen Bedürfnisse des Patienten nicht berücksichtigen und eine Behandlung entwickeln, die nicht effektiv ist.

Umgekehrt, wenn Ärzte nur die persönlichen Bedürfnisse des Patienten kennen, können sie die Krankheit selbst nicht richtig behandeln.

5. Vorteile eines umfassenden Verständnisses

Ein umfassendes Verständnis der Diagnose hat eine Reihe von Vorteilen, darunter:

- Verbesserte Kommunikation zwischen Arzt und Patient: Wenn Ärzte sowohl die medizinischen als auch die persönlichen Aspekte der Diagnose verstehen, können sie besser mit den Patienten kommunizieren und ihnen die Diagnose verständlich erklären. Dies kann zu einem Vertrauensverhältnis zwischen Arzt und Patient führen und die Patientencompliance verbessern.

- Effektivere Behandlung: Wenn Ärzte die individuellen Bedürfnisse und Erfahrungen des Patienten berücksichtigen, können sie eine Behandlung entwickeln, die effektiver ist und die Lebensqualität des Patienten verbessert.
- Geringeres Risiko von Komplikationen: Wenn Ärzte die Auswirkungen der Krankheit auf das Leben des Patienten verstehen, können sie mögliche Komplikationen besser erkennen und verhindern.
- Verbesserte mentale Gesundheit des Patienten: Wenn Ärzte die emotionale Reaktion des Patienten auf die Diagnose verstehen, können sie ihm emotionale Unterstützung bieten und ihm helfen, mit der Krankheit umzugehen.

6. Fazit

Das Verständnis sowohl der medizinischen als auch der persönlichen Aspekte der Diagnose ist für eine effektive Behandlung und die Verbesserung der Lebensqualität des Patienten von entscheidender Bedeutung. Ärzte müssen ein umfassendes Wissen über die Krankheiten, die sie behandeln, sowie ein Einfühlungsvermögen für ihre Patienten haben, um eine optimale Versorgung zu gewährleisten.

Chapter 2: Charting the Course: The Diagnostic Process

Kapitel 2: Den Kurs bestimmen: Der diagnostische Prozess

Erläutern Sie die verschiedenen Phasen des diagnostischen Prozesses – von den ersten Symptomen bis zur Bestätigung oder dem Ausschluss einer Diagnose.

Einführung

Der diagnostische Prozess ist ein komplexes Unterfangen, das darauf abzielt, die Ursache von Symptomen oder Beschwerden zu identifizieren und eine Diagnose zu stellen. Dieser Prozess beginnt oft mit dem Auftreten von Symptomen, die den Patienten zu einem Arzt führen, und endet mit der Bestätigung oder dem Ausschluss einer Diagnose. In diesem Essay beleuchten wir die verschiedenen Phasen des diagnostischen Prozesses und erläutern die einzelnen Schritte, die zur Identifizierung der zugrunde liegenden Erkrankung führen.

1. Anamnese und Erhebung der Krankengeschichte

Der diagnostische Prozess beginnt mit einer gründlichen Anamnese, bei der der Arzt dem Patienten Fragen zu seinen Symptomen, seiner Krankengeschichte, seinen Risikofaktoren und seinem Lebensstil stellt. Diese Informationen helfen dem Arzt, ein erstes Bild der möglichen Ursachen der Symptome zu erstellen.

2. Körperliche Untersuchung

Die körperliche Untersuchung dient dazu, körperliche Anzeichen der Erkrankung zu erkennen. Der Arzt kann verschiedene Untersuchungsmethoden anwenden, wie z. B. Abtasten, Abhören, Blutdruckmessung und Reflexprüfung.

3. Differentialdiagnose

Anhand der Informationen aus der Anamnese und der körperlichen Untersuchung erstellt der Arzt eine Liste möglicher Diagnosen, die die Symptome erklären könnten. Diese Liste wird als Differentialdiagnose bezeichnet.

4. Labordiagnostik und bildgebende Verfahren

Um die Differentialdiagnose einzugrenzen, können verschiedene diagnostische Tests durchgeführt werden. Dazu können Laboruntersuchungen wie Bluttests, Urinuntersuchungen oder Stuhluntersuchungen gehören. Bildgebende Verfahren wie Röntgen, Ultraschall, Computertomographie (CT) oder Magnetresonanztomographie (MRT) können ebenfalls eingesetzt werden, um die Ursache der Symptome zu visualisieren.

5. Evaluierung der Testergebnisse und Bestätigung oder Ausschluss der Diagnose

Die Ergebnisse der diagnostischen Tests werden ausgewertet und mit den Informationen aus der Anamnese und der körperlichen Untersuchung korreliert. So kann der Arzt die Differentialdiagnose weiter eingrenzen und schließlich eine Diagnose stellen oder bestimmte Diagnosen ausschließen.

6. Weitere diagnostische Schritte und Behandlung

In einigen Fällen kann es notwendig sein, weitere diagnostische Schritte einzuleiten, um die Diagnose zu sichern oder die Erkrankung genauer zu charakterisieren. Sobald die Diagnose feststeht, kann die Behandlung eingeleitet werden.

Faktoren, die den diagnostischen Prozess beeinflussen

Der diagnostische Prozess kann von verschiedenen Faktoren beeinflusst werden, wie z. B.:

- Die Art der Symptome: Unspezifische Symptome können die Diagnose erschweren.
- Die Seltenheit der Erkrankung: Seltene Erkrankungen können schwieriger zu diagnostizieren sein, da Ärzte mit diesen Erkrankungen weniger vertraut sind.
- Das Vorliegen von Begleiterkrankungen: Das Vorliegen von Begleiterkrankungen kann die Interpretation der Symptome und die Diagnosestellung erschweren.
- Die psychosoziale Situation des Patienten: Die psychosoziale Situation des Patienten kann die Wahrnehmung der Symptome und die Zusammenarbeit mit dem Arzt beeinflussen.

Fazit

Der diagnostische Prozess ist ein komplexer und dynamischer Prozess, der von verschiedenen Faktoren beeinflusst wird. Durch eine sorgfältige Anamnese, körperliche Untersuchung, gezielte Diagnostik und die Berücksichtigung aller relevanten Informationen kann der Arzt die Ursache der Symptome identifizieren und eine Diagnose stellen. Die richtige Diagnose ist die Grundlage für eine effektive Behandlung und eine Verbesserung der Lebensqualität des Patienten.

Besprechen Sie die Rolle verschiedener medizinischer Fachkräfte in der Diagnostik.

Die Diagnostik, die Identifizierung und Charakterisierung von Krankheiten, ist ein komplexer und entscheidender Prozess im Gesundheitswesen. Sie bildet die Grundlage für die richtige Behandlung und das Patientenmanagement. Verschiedene medizinische Fachkräfte spielen dabei eine zentrale Rolle, indem sie ihre Expertise und ihr Fachwissen einbringen.

Ärzte als zentrale Anlaufstelle:

Ärzte sind die ersten Ansprechpartner für Patienten, die medizinische Beschwerden haben. Sie führen eine Anamnese durch, erheben die Krankengeschichte und untersuchen den Patienten körperlich. Anhand dieser Informationen stellen sie eine Verdachtsdiagnose auf und leiten ggf. weitere diagnostische Schritte ein.

Fachärzte für spezifische Fachgebiete:

Bei komplexen oder spezialisierten Erkrankungen werden Patienten oft an Fachärzte überwiesen. Diese verfügen über tiefgreifendes Wissen und Erfahrung in einem bestimmten medizinischen Fachgebiet, z. B. Kardiologie, Neurologie oder Onkologie. Fachärzte führen weiterführende Untersuchungen durch, interpretieren Testergebnisse und stellen die endgültige Diagnose.

Labormediziner und Pathologen:

Labormediziner und Pathologen spielen eine wichtige Rolle in der Diagnostik durch die Analyse von Proben wie Blut, Gewebe oder Körperflüssigkeiten. Sie führen Laboruntersuchungen durch, z. B. Blutbild,

Blutzuckermessung oder Hormonanalysen, und interpretieren die Ergebnisse. Pathologen untersuchen Gewebeproben, z. B. Biopsien, mikroskopisch und erstellen einen pathologischen Befund, der für die Diagnose und Behandlungsplanung entscheidend ist.

Radiologen:

Radiologen verwenden bildgebende Verfahren wie Röntgen, Computertomographie (CT) und Magnetresonanztomographie (MRT), um detaillierte Bilder von Organen und Strukturen im Körper zu erstellen. Diese Bilder liefern wichtige Informationen über die Anatomie, Funktion und mögliche krankhafte Veränderungen. Radiologen interpretieren die Bildgebungsergebnisse und erstellen einen Befund, der für die Diagnose und Therapieplanung herangezogen wird.

Weitere medizinische Fachkräfte:

Neben den oben genannten Fachkräften können auch andere medizinische Fachkräfte wie z. B. Pflegepersonal, Physiotherapeuten oder Psychologen in die Diagnostik involviert sein. Sie liefern wertvolle Informationen über den Zustand des Patienten, seine Symptome und seine Funktionsfähigkeit, die für die Diagnose und Behandlungsplanung relevant sein können.

Zusammenarbeit und Interdisziplinäre Teamarbeit:

Die Diagnostik ist ein komplexer Prozess, der oft die Zusammenarbeit verschiedener medizinischer Fachkräfte erfordert. Interdisziplinäre Teams, die aus Ärzten verschiedener Fachrichtungen, Labormedizinern, Pathologen, Radiologen und anderen Fachkräften bestehen, können die bestmögliche Diagnostik und Behandlung für Patienten gewährleisten.

Kommunikation und Informationsfluss:

Eine effektive Kommunikation und ein reibungsloser Informationsfluss zwischen den beteiligten medizinischen Fachkräften sind für eine erfolgreiche Diagnostik unerlässlich. Dies ermöglicht es, alle relevanten Informationen zusammenzuführen, Fehldiagnosen zu vermeiden und die richtige Behandlung einzuleiten.

Fazit:

Die Diagnostik ist ein komplexer und wichtiger Prozess im Gesundheitswesen, der von einer Vielzahl medizinischer Fachkräfte geleistet wird. Ärzte, Fachärzte, Labormediziner, Pathologen, Radiologen und weitere Fachkräfte tragen durch ihre Expertise und ihr Fachwissen zur Identifizierung und Charakterisierung von Krankheiten bei. Interdisziplinäre Teamarbeit und effektive Kommunikation zwischen den beteiligten Fachkräften sind entscheidend für eine erfolgreiche Diagnostik und die bestmögliche Patientenversorgung.

Erkunden Sie die verschiedenen Werkzeuge und Techniken, die in der Diagnostik verwendet werden (z. B. körperliche Untersuchungen, Labortests, bildgebende Verfahren).

Einleitung

Die Diagnose ist ein wichtiger Bestandteil der Medizin und spielt eine entscheidende Rolle bei der Identifizierung und Behandlung von Krankheiten. Um eine genaue Diagnose zu stellen, verwenden Ärzte eine Vielzahl von Werkzeugen und Techniken, die ihnen helfen, die Ursache der Symptome eines Patienten zu ermitteln.

In diesem Essay werden wir einige der wichtigsten Werkzeuge und Techniken untersuchen, die in der Diagnostik verwendet werden, einschließlich körperlicher Untersuchungen, Labortests und bildgebender Verfahren.

2. Körperliche Untersuchungen

Eine körperliche Untersuchung ist der erste Schritt bei der Diagnose vieler Krankheiten. Bei einer körperlichen Untersuchung wird der Arzt den Patienten auf allgemeine Anzeichen von Gesundheitsproblemen untersuchen, wie z. B. Fieber, Blutdruck und Herzfrequenz.

Der Arzt wird auch bestimmte Körperteile des Patienten untersuchen, die mit seinen Symptomen in Zusammenhang stehen könnten. Zum Beispiel könnte ein Arzt die Lunge eines Patienten abhören, wenn er Atembeschwerden hat, oder den Bauch eines Patienten abtasten, wenn er Bauchschmerzen hat.

3. Labortests

Labortests werden verwendet, um Proben von Körperflüssigkeiten wie Blut, Urin oder Gewebe zu analysieren. Diese Tests können Informationen über die Funktion verschiedener Organe und Systeme im Körper liefern und helfen, die Ursache von Krankheiten zu identifizieren.

Zu den gängigen Labortests gehören:

- Bluttests: Bluttests können Informationen über die Anzahl der roten und weißen Blutkörperchen, den Blutzuckerspiegel, die Elektrolyte und den Hormonspiegel liefern.
- Urintests: Urintests können Informationen über die Funktion der Nieren, den Zuckergehalt im Urin und das Vorhandensein von Infektionen liefern.
- Gewebeuntersuchungen: Gewebeuntersuchungen werden verwendet, um Gewebeproben auf Anzeichen von Krankheiten zu untersuchen.

4. Bildgebende Verfahren

Bildgebende Verfahren ermöglichen es Ärzten, Bilder vom Inneren des Körpers zu erstellen. Diese Bilder können helfen, die Ursache von Schmerzen, Verletzungen oder Krankheiten zu erkennen.

Zu den gängigen bildgebenden Verfahren gehören:

- Röntgen: Röntgenaufnahmen werden verwendet, um Bilder von Knochen und anderen dichten Geweben zu erstellen.
- Ultraschall: Ultraschall verwendet Schallwellen, um Bilder von Organen und Geweben zu erstellen.

- Computertomographie (CT): CT-Scans verwenden Röntgenstrahlen, um detaillierte Querschnittsbilder des Körpers zu erstellen.
- Magnetresonanztomographie (MRT): MRT-Scans verwenden Magnetfelder und Radiowellen, um detaillierte Bilder von Organen, Geweben und Knochen zu erstellen.

5. Auswahl der richtigen Werkzeuge und Techniken

Die Wahl der richtigen Werkzeuge und Techniken für die Diagnose einer Krankheit hängt von einer Reihe von Faktoren ab, darunter die Symptome des Patienten, seine Krankengeschichte und das Alter.

Ärzte werden ihre Erfahrung und ihr Fachwissen einsetzen, um die Tests auszuwählen, die am wahrscheinlichsten die Ursache der Symptome des Patienten ergeben.

6. Fazit

Die Diagnose ist ein komplexer Prozess, der eine Vielzahl von Werkzeugen und Techniken erfordert. Durch die Kombination von körperlichen Untersuchungen, Labortests und bildgebenden Verfahren können Ärzte die Ursache von Krankheiten identifizieren und die richtige Behandlung einleiten.

Chapter 3: Terra Incognita: The Unexplained and Undiagnosed

Kapitel 3: Terra Incognita: Das Unerklärte und Undiagnostizierte

Tauchen Sie ein in die Herausforderungen undiagnostizierter Krankheiten und die Navigation im Unbekannten.

Einführung

Die Diagnose einer Krankheit ist ein wichtiger Schritt auf dem Weg zur Heilung und Verbesserung der Lebensqualität. Doch für viele Menschen bleibt die Suche nach einer Diagnose ein frustrierender und zermürbender Prozess. Undiagnostizierte Krankheiten stellen ein komplexes und oft unterschätztes Problem im Gesundheitssystem dar, mit weitreichenden Folgen für die Betroffenen.

Die Schattenseiten undiagnostizierter Krankheiten

Menschen mit undiagnostizierten Erkrankungen leiden unter einer Reihe von Herausforderungen:

- Ungewissheit und Angst: Das Wissen nicht zu wissen, was mit einem los ist, kann zu großer Angst und emotionaler Belastung führen.
- Verzögerte Behandlung: Die Verzögerung einer Diagnose kann zu einer Verschlimmerung der Erkrankung und zu Komplikationen führen.

- Fehlende Unterstützung: Betroffene fühlen sich oft allein und ohne Unterstützung gelassen, da ihre Beschwerden nicht anerkannt werden.
- Diskriminierung und Stigmatisierung: Menschen mit undiagnostizierten Erkrankungen können Diskriminierung und Stigmatisierung durch Familie, Freunde und die Gesellschaft erfahren.
- Hohe Kosten: Die Suche nach einer Diagnose kann mit hohen Kosten für Arztbesuche, Tests und Untersuchungen verbunden sein.

Die Navigation im Labyrinth des Unbekannten

Die Suche nach einer Diagnose für eine undiagnostizierte Erkrankung kann ein langer und mühsamer Weg sein:

- Odyssee durch das Gesundheitssystem: Patienten durchlaufen oft eine Vielzahl von Arztbesuchen und Untersuchungen, ohne eine definitive Diagnose zu erhalten.
- Fehlende Kommunikation und Koordination: Die mangelnde Kommunikation und Koordination zwischen verschiedenen Ärzten und Fachgebieten kann die Diagnosestellung erschweren.
- Unzureichende Diagnostik: Es kann sein, dass die verfügbaren diagnostischen Verfahren nicht ausreichen, um die Ursache der Symptome zu erkennen.
- Psychische Belastung: Die lange Suche nach einer Diagnose kann zu psychischen Problemen wie Depressionen und Angstzuständen führen.

Lösungsansätze für eine bessere Diagnosefindung

Um die Herausforderungen undiagnostizierter Krankheiten zu bewältigen, sind verschiedene Maßnahmen erforderlich:

- Erhöhung des Bewusstseins: Das Bewusstsein für undiagnostizierte Erkrankungen in der Öffentlichkeit und im Gesundheitssystem muss geschärft werden.
- Verbesserung der Kommunikation: Die Kommunikation und Koordination zwischen verschiedenen Ärzten und Fachgebieten muss verbessert werden.
- Investition in Forschung und Diagnostik: Es bedarf weiterer Forschung zur Entwicklung neuer und verbesserter diagnostischer Verfahren.
- Unterstützung für Betroffene: Betroffene mit undiagnostizierten Erkrankungen benötigen Unterstützung und Anlaufstellen, um ihre Situation zu bewältigen.

Fazit

Undiagnostizierte Krankheiten stellen ein komplexes Problem mit weitreichenden Folgen für die Betroffenen dar. Die Verbesserung der Diagnosefindung und die Unterstützung von Menschen mit undiagnostizierten Erkrankungen sind wichtige Aufgaben, um die Lebensqualität aller Menschen zu verbessern.

Besprechen Sie die emotionalen Auswirkungen eines fehlenden Befunds.

Ein Arztbesuch mit der Hoffnung auf eine Diagnose und einen Behandlungsplan kann in Ernüchterung und Verzweiflung münden, wenn der Arzt keinen Befund finden kann. Diese Situation kann eine Vielzahl von Emotionen hervorrufen, die Patienten oft unvorbereitet treffen und mit denen sie umgehen lernen müssen.

Ungewissheit und Angst:

Das Fehlen eines Befunds kann zu großer Ungewissheit und Angst führen. Patienten wissen nicht, was mit ihnen los ist, was die Zukunft bringt und welche Behandlungsmöglichkeiten es gibt. Diese Ungewissheit kann lähmend sein und zu Sorgen über die eigene Gesundheit, die berufliche Zukunft und die Familie führen.

Frustration und Enttäuschung:

Die Hoffnung auf eine Diagnose und Linderung der Symptome kann durch das Fehlen eines Befunds schnell verfliegen. Patienten fühlen sich oft frustriert und enttäuscht, dass ihre Beschwerden keine Erklärung haben und sie weiterhin mit ihren Symptomen leben müssen.

Verlust von Kontrolle und Ohnmacht:

Die Diagnose einer Krankheit kann zwar belastend sein, aber sie bietet auch ein gewisses Maß an Kontrolle. Patienten wissen, was mit ihnen los ist und welche Behandlungsmöglichkeiten es gibt. Das Fehlen eines Befunds hingegen kann zu einem Gefühl von Verlust von Kontrolle und Ohnmacht führen.

Schuldgefühle und Selbstzweifel:

Manche Patienten hinterfragen in dieser Situation ihr eigenes Verhalten und ihre Lebensweise. Sie fragen sich, ob sie etwas falsch gemacht haben oder ob sie die Symptome selbst verursacht haben könnten. Diese Schuldgefühle und Selbstzweifel können das Selbstwertgefühl negativ beeinflussen und die Psyche zusätzlich belasten.

Stigmatisierung und soziale Isolation:

In einigen Fällen kann das Fehlen eines Befunds zu Stigmatisierung und sozialer Isolation führen. Freunde und Familie verstehen die Situation möglicherweise nicht und ziehen sich zurück. Patienten fühlen sich allein gelassen und unverstanden, was die emotionale Belastung noch verstärkt.

Umgang mit den emotionalen Auswirkungen:

Der Umgang mit den emotionalen Auswirkungen eines fehlenden Befunds ist eine Herausforderung, die Patienten aktiv angehen müssen. Es gibt verschiedene Strategien, die helfen können, die Situation zu bewältigen:

- Informationsbedarf decken: Patienten sollten sich über die möglichen Ursachen ihrer Symptome informieren und mit ihrem Arzt über die nächsten Schritte sprechen.
- Emotionale Unterstützung suchen: Gespräche mit Freunden, Familie oder einem Psychologen können helfen, die belastenden Emotionen zu verarbeiten.
- Selbsthilfegruppen besuchen: Der Austausch mit anderen Menschen in derselben Situation kann hilfreich sein und neue Perspektiven eröffnen.

- Selbstfürsorge praktizieren: Achten Sie auf Ihre körperliche und mentale Gesundheit durch gesunde Ernährung, ausreichend Schlaf und Bewegung.
- Professionelle Hilfe suchen: Bei anhaltenden emotionalen Schwierigkeiten ist es wichtig, professionelle Hilfe in Anspruch zu nehmen.

Fazit:

Das Fehlen eines Befunds kann eine große emotionale Herausforderung für Patienten sein. Es ist wichtig, die verschiedenen Emotionen zu verstehen und Strategien zu entwickeln, um mit der Situation umzugehen. Mit der richtigen Unterstützung und Selbstfürsorge können Patienten lernen, mit der Ungewissheit zu leben und ihre Lebensqualität trotz fehlender Diagnose zu verbessern.

Erkunden Sie die Rolle von Selbsthilfegruppen und Unterstützung für Menschen mit undiagnostizierten Erkrankungen.

Einleitung

Das Leben mit einer undiagnostizierten Erkrankung kann eine große Herausforderung sein. Menschen mit undiagnostizierten Erkrankungen haben oft mit einer Reihe von Symptomen zu kämpfen, ohne zu wissen, was die Ursache dafür ist. Dies kann zu Unsicherheit, Angst und Frustration führen.

Selbsthilfegruppen und Unterstützungssysteme können für Menschen mit undiagnostizierten Erkrankungen eine wichtige Rolle spielen. Diese Gruppen bieten einen Raum, in dem sich Menschen mit anderen Betroffenen austauschen, Informationen und Ressourcen teilen und gegenseitige Unterstützung erhalten können.

2. Herausforderungen für Menschen mit undiagnostizierten Erkrankungen

Menschen mit undiagnostizierten Erkrankungen stehen vor einer Reihe von Herausforderungen, darunter:

- Ungewissheit: Nicht zu wissen, was die Ursache für ihre Symptome ist, kann für Menschen mit undiagnostizierten Erkrankungen sehr belastend sein. Diese Ungewissheit kann zu Angst und Sorgen führen.
- Schwierigkeiten bei der Behandlung: Ohne eine Diagnose kann es schwierig sein, die richtige Behandlung zu finden. Ärzte haben möglicherweise Schwierigkeiten, die Ursache der Symptome zu

bestimmen und die richtige Behandlung zu empfehlen.

- Diskriminierung: Menschen mit undiagnostizierten Erkrankungen können von anderen diskriminiert werden. Dies kann zu sozialen Problemen und Isolation führen.
- Mangel an Unterstützung: Menschen mit undiagnostizierten Erkrankungen finden möglicherweise nicht die Unterstützung, die sie brauchen, von Familie, Freunden oder dem Gesundheitssystem.

3. Die Rolle von Selbsthilfegruppen

Selbsthilfegruppen können Menschen mit undiagnostizierten Erkrankungen eine Reihe von Vorteilen bieten, darunter:

- Informationsaustausch: Selbsthilfegruppen bieten einen Raum, in dem sich Menschen mit anderen Betroffenen austauschen können. Sie können Informationen über ihre Symptome, Erfahrungen und Behandlungsmöglichkeiten teilen.
- Gegenseitige Unterstützung: Selbsthilfegruppen bieten gegenseitige Unterstützung. Mitglieder der Gruppe können sich gegenseitig Mut machen, zuhören und Ratschläge geben.
- Ressourcen: Selbsthilfegruppen können Informationen über Ressourcen zur Verfügung stellen, die Menschen mit undiagnostizierten Erkrankungen helfen können, z. B. Informationen über Ärzte, Kliniken und Selbsthilfegruppen.
- Gemeinschaftsgefühl: Selbsthilfegruppen können ein Gefühl der Gemeinschaft bieten. Menschen mit undiagnostizierten Erkrankungen können sich mit

anderen Betroffenen verbunden fühlen und sich nicht mehr allein fühlen.

4. Arten von Selbsthilfegruppen

Es gibt verschiedene Arten von Selbsthilfegruppen für Menschen mit undiagnostizierten Erkrankungen. Einige Gruppen sind allgemein gehalten und offen für Menschen mit allen Arten von undiagnostizierten Erkrankungen. Andere Gruppen richten sich an Menschen mit spezifischen Symptomen oder Erkrankungen.

5. Unterstützungssysteme

Neben Selbsthilfegruppen gibt es auch andere Unterstützungssysteme für Menschen mit undiagnostizierten Erkrankungen. Dazu können gehören:

- Online-Foren und Communities: Es gibt viele Online-Foren und Communities, in denen sich Menschen mit undiagnostizierten Erkrankungen austauschen können.
- Therapeuten: Therapeuten können Menschen mit undiagnostizierten Erkrankungen helfen, mit den emotionalen Herausforderungen ihrer Erkrankung umzugehen.
- Sozialarbeiter: Sozialarbeiter können Menschen mit undiagnostizierten Erkrankungen helfen, Ressourcen zu finden und Unterstützung zu erhalten.

6. Fazit

Das Leben mit einer undiagnostizierten Erkrankung kann eine große Herausforderung sein. Selbsthilfegruppen und Unterstützungssysteme können Menschen mit undiagnostizierten Erkrankungen eine wichtige Rolle spielen, indem sie Informationen, Unterstützung und ein Gefühl der Gemeinschaft bieten.

Chapter 4: A Fork in the Road: Differential Diagnosis

Kapitel 4: An der Weggabelung: Differentialdiagnose

Erklären Sie das Konzept der Differentialdiagnose - die Berücksichtigung mehrerer Möglichkeiten, bevor eine endgültige Diagnose gestellt wird.

Einführung

In der Medizin ist die Diagnose einer Krankheit ein komplexer Prozess, der oft mehrstufig und iterativ verläuft. Anhand von Symptomen, körperlichen Untersuchungen und diagnostischen Tests erstellen Ärzte eine Liste möglicher Diagnosen, die die Symptome erklären könnten. Diese Liste wird als Differentialdiagnose bezeichnet. In diesem Essay beleuchten wir das Konzept der Differentialdiagnose und erläutern die Bedeutung dieses Prozesses für die präzise Diagnosestellung.

Die Suche nach dem richtigen Puzzleteil

Die Differentialdiagnose ähnelt der Arbeit eines Detektivs, der verschiedene Verdächtige und Hinweise untersucht, um den Täter zu finden. In der Medizin geht es darum, die verschiedenen möglichen Ursachen der Symptome eines Patienten zu identifizieren und die wahrscheinlichste Diagnose zu bestimmen.

Die Schritte der Differentialdiagnose

Der Prozess der Differentialdiagnose umfasst folgende Schritte:

1. Sammlung von Informationen: Der Arzt sammelt Informationen über die Symptome des Patienten, seine Krankengeschichte, Risikofaktoren und Lebensstil.
2. Körperliche Untersuchung: Der Arzt führt eine körperliche Untersuchung durch, um körperliche Anzeichen der Erkrankung zu erkennen.
3. Formulierung einer Hypothese: Basierend auf den gesammelten Informationen formuliert der Arzt eine Hypothekse über die mögliche Ursache der Symptome.
4. Generierung einer Differentialdiagnose: Der Arzt erstellt eine Liste möglicher Diagnosen, die die Symptome erklären könnten.
5. Priorisierung der Diagnosen: Die Diagnosen werden nach ihrer Wahrscheinlichkeit priorisiert, wobei die häufigsten und plausibelsten Diagnosen an erster Stelle stehen.
6. Verengung der Differentialdiagnose: Durch gezielte diagnostische Tests, wie z. B. Blutuntersuchungen, bildgebende Verfahren oder Gewebeproben, werden die einzelnen Diagnosen weiterverfolgt und unwahrscheinliche Diagnosen ausgeschlossen.
7. Stellung der Diagnose: Sobald die Differentialdiagnose ausreichend eingegrenzt ist, stellt der Arzt die endgültige Diagnose.

Vorteile der Differentialdiagnose

Die Differentialdiagnose bietet mehrere Vorteile:

- Erhöhte Genauigkeit: Die systematische Berücksichtigung mehrerer möglicher Diagnosen erhöht die Wahrscheinlichkeit einer präzisen Diagnose.
- Vermeidung von Fehldiagnosen: Die Differentialdiagnose hilft, Fehldiagnosen zu vermeiden, die schwerwiegende Folgen haben können.
- Optimale Behandlung: Die richtige Diagnose ermöglicht die Einleitung einer optimalen Behandlung.
- Erweiterung des medizinischen Wissens: Die Differentialdiagnose trägt zur Erweiterung des medizinischen Wissens über Krankheitsbilder und deren Ursachen bei.

Herausforderungen und Grenzen

Die Differentialdiagnose kann jedoch auch mit Herausforderungen verbunden sein:

- Komplexität: Je komplexer die Symptome und die Krankengeschichte des Patienten sind, desto schwieriger kann die Differentialdiagnose sein.
- Seltene Erkrankungen: Seltene Erkrankungen können aufgrund ihrer Seltenheit und der mangelnden Erfahrung der Ärzte schwieriger zu diagnostizieren sein.
- Unvollständige Informationen: Manchmal sind die Informationen, die der Arzt zur Verfügung hat, nicht ausreichend, um eine definitive Diagnose zu stellen.
- Psychische Faktoren: Die psychische Verfassung des Patienten kann die Wahrnehmung der Symptome und die Interpretation der diagnostischen Tests beeinflussen.

Fazit

Die Differentialdiagnose ist ein zentrales Instrument in der Medizin, um die Ursache von Symptomen zu identifizieren und eine präzise Diagnose zu stellen. Durch die systematische Berücksichtigung mehrerer möglicher Diagnosen und die gezielte Anwendung diagnostischer Tests können Ärzte die Wahrscheinlichkeit einer Fehldiagnose minimieren und die Grundlage für eine optimale Behandlung legen.

Diskutieren Sie die Herausforderungen und Komplexitäten der Differentialdiagnose, einschließlich der Möglichkeit von Fehldiagnosen.

Die Differentialdiagnose, der Prozess der Identifizierung der Ursache einer Krankheit, ist ein komplexes und anspruchsvolles Unterfangen in der Medizin. Es gleicht der Arbeit eines Detektivs, der aus einer Vielzahl von Hinweisen die richtige Schlussfolgerung ziehen muss.

Die Fährte der Symptome:

Der Ausgangspunkt der Differentialdiagnose sind die Symptome des Patienten. Diese können vielfältig und unspezifisch sein, da verschiedene Erkrankungen ähnliche Symptome hervorrufen können. Die Herausforderung für den Arzt besteht darin, aus diesen Symptomen die relevanten Informationen herauszufiltern und ein Muster zu erkennen, das auf die zugrundeliegende Krankheit hindeutet.

Die Anamnese: Ein Puzzleteil nach dem anderen

Die Anamnese, die Erhebung der Krankengeschichte, liefert weitere wichtige Informationen für die Differentialdiagnose. Der Arzt befragt den Patienten nach seinen aktuellen Beschwerden, aber auch nach seiner medizinischen Vorgeschichte, seinen Lebensumständen und Risikofaktoren. All diese Informationen tragen dazu bei, das Puzzle der Diagnose Stück für Stück zusammenzusetzen.

Klinische Untersuchung: Auf der Suche nach Hinweisen

Die körperliche Untersuchung des Patienten ist ein weiterer Baustein in der Differentialdiagnose. Der Arzt untersucht verschiedene Körperfunktionen und Organe, um Hinweise auf die Ursache der Symptome zu finden. Dazu können z. B. Blutdruckmessung, Abhören der Lunge, Abtasten des Bauches oder neurologische Tests gehören.

Labor und bildgebende Verfahren: Den Blick ins Innere werfen

In vielen Fällen ist es notwendig, die Differentialdiagnose durch Laboruntersuchungen und bildgebende Verfahren zu ergänzen. Blutuntersuchungen können z. B. Entzündungszeichen, Veränderungen im Blutbild oder Hormonstörungen aufdecken. Bildgebende Verfahren wie Röntgen, Ultraschall, Computertomographie (CT) oder Magnetresonanztomographie (MRT) ermöglichen einen Blick in das Innere des Körpers und können Hinweise auf organische Veränderungen liefern.

Die Herausforderung der Interpretation:

Die Interpretation der erhobenen Befunde ist ein zentraler Punkt der Differentialdiagnose. Der Arzt muss die verschiedenen Informationen zusammenführen, bewerten und in einen Kontext bringen. Dabei gilt es, mögliche Fehlerquellen und alternative Erklärungen zu berücksichtigen.

Die Gefahr der Fehldiagnose:

Trotz aller Sorgfalt und Expertise ist die Gefahr einer Fehldiagnose nie ganz auszuschließen. Dies liegt zum einen an der Komplexität des menschlichen Körpers und der Vielzahl möglicher Erkrankungen. Zum anderen können auch menschliche Fehler, z. B. unzureichende Anamnese oder falsche Interpretation von Untersuchungsergebnissen, zu einer Fehldiagnose führen.

Minimierung des Risikos:

Um das Risiko einer Fehldiagnose zu minimieren, ist ein strukturiertes und sorgfältiges Vorgehen bei der Differentialdiagnose unerlässlich. Dazu gehört eine umfassende Anamnese, eine gründliche körperliche Untersuchung und die gezielte Auswahl von Laboruntersuchungen und bildgebenden Verfahren.

Fazit:

Die Differentialdiagnose ist ein komplexer und anspruchsvoller Prozess in der Medizin, der von den Ärzten ein hohes Maß an Fachwissen, Erfahrung und Urteilsvermögen erfordert. Trotz aller Bemühungen ist die Gefahr einer Fehldiagnose nie ganz auszuschließen. Daher ist es wichtig, dass Patienten offen mit ihren Ärzten kommunizieren und bei Zweifeln eine Zweitmeinung einholen.

Untersuchen Sie Fallbeispiele, in denen die Differentialdiagnose eine entscheidende Rolle spielt.

Die Differentialdiagnose ist ein zentraler Prozess in der Medizin, der die Identifizierung der Ursache von Symptomen und Beschwerden ermöglicht. Durch die systematische Abgrenzung verschiedener Krankheitsbilder und die gezielte Untersuchung möglicher Ursachen kann die richtige Diagnose gestellt und eine adäquate Behandlung eingeleitet werden.

In diesem Essay werden anhand exemplarischer Fallbeispiele die Bedeutung und der Stellenwert der Differentialdiagnose verdeutlicht.

Fall 1: Bauchschmerzen und Übelkeit

Eine 42-jährige Patientin stellt sich mit seit zwei Tagen anhaltenden Bauchschmerzen und Übelkeit in der Arztpraxis vor. Sie berichtet von krampfartigen Schmerzen im Oberbauch, die nach dem Essen verstärkt auftreten. Übelkeit und Brechreiz sind ebenfalls vorhanden.

Die Anamnese und körperliche Untersuchung ergeben keine eindeutigen Hinweise auf die Ursache der Beschwerden. Die Differentialdiagnose umfasst daher ein breites Spektrum möglicher Erkrankungen, darunter:

- Magengeschwür: Magengeschwüre können ähnliche Symptome wie Bauchschmerzen und Übelkeit verursachen.
- Gallenblasenerkrankung: Gallensteine oder eine Gallenblasenentzündung können ebenfalls zu Bauchschmerzen und Übelkeit führen.
- Bauchspeicheldrüsenentzündung: Eine Entzündung der Bauchspeicheldrüse kann mit starken

Bauchschmerzen, Übelkeit und Erbrechen einhergehen.

- Darmgrippe: Eine virale oder bakterielle Darminfektion kann Übelkeit, Erbrechen und Durchfall verursachen.

Um die Ursache der Beschwerden weiter einzugrenzen, werden weitere diagnostische Schritte eingeleitet, wie z. B. Blutuntersuchungen, Ultraschalluntersuchung des Bauchraums oder Magenspiegelung.

Die gezielte Differentialdiagnose ermöglicht in diesem Fall die korrekte Diagnose einer Gallenblasenentzündung und die Einleitung einer geeigneten Therapie mit Antibiotika und schmerzlindernden Medikamenten.

Fall 2: Atemnot und Husten

Ein 65-jähriger Patient kommt mit akuter Atemnot und Husten in die Notaufnahme. Er berichtet von zunehmendem Atemschwierigkeiten seit einigen Stunden, begleitet von trockenem Husten und Brustschmerzen.

Die Differentialdiagnose bei akuter Atemnot ist komplex und umfasst verschiedene Erkrankungen des Atmungsapparates, darunter:

- Lungenentzündung: Eine Lungenentzündung kann mit Fieber, Husten, Atemnot und Brustschmerzen einhergehen.
- Asthmaanfall: Ein akuter Asthmaanfall kann zu Atemnot, keuchendem Husten und Engegefühl in der Brust führen.
- Lungenembolie: Eine Verstopfung der Lungenarterien durch ein Blutgerinnsel kann zu plötzlicher Atemnot, Brustschmerzen und Husten führen.

- Herzinfarkt: Ein Herzinfarkt kann mit Atemnot, Brustschmerzen, Übelkeit und Schweißausbrüchen einhergehen.

Die sofortige Einleitung diagnostischer Maßnahmen wie EKG, Blutuntersuchungen und Röntgenthorax ist entscheidend, um die Ursache der Atemnot zu klären und eine lebensrettende Behandlung einzuleiten.

In diesem Fall führt die Differentialdiagnose zur Diagnose einer Lungenembolie, die durch eine medikamentöse Auflösung des Blutgerinnsels erfolgreich behandelt werden kann.

Fall 3: Kopfschmerzen und Schwindel

Eine 28-jährige Patientin leidet seit mehreren Wochen unter anhaltenden Kopfschmerzen und Schwindel. Die Kopfschmerzen sind pochend und einseitig und werden durch körperliche Anstrengung oder Stress verstärkt.

Die Differentialdiagnose bei chronischen Kopfschmerzen und Schwindel umfasst ein breites Spektrum möglicher Ursachen, wie z. B.:

- Migräne: Migräne ist eine häufige Ursache für einseitige, pochende Kopfschmerzen, die mit Übelkeit und Lichtempfindlichkeit einhergehen können.
- Spannungskopfschmerzen: Spannungskopfschmerzen äußern sich als drückender oder ziehender Schmerz im gesamten Kopfbereich.
- Bluthochdruck: Chronisch erhöhter Blutdruck kann Kopfschmerzen und Schwindel verursachen.
- Angststörungen: Angststörungen können mit einer Reihe von körperlichen Symptomen wie

Kopfschmerzen, Schwindel und Herzrasen einhergehen.

Um die Ursache der Beschwerden zu ermitteln, werden weitere Untersuchungen wie Blutdruckmessung, neurologische Untersuchung und ggf. bildgebende Verfahren des Kopfes durchgeführt.

Die Differentialdiagnose führt in diesem Fall zur Diagnose einer Migräne, die mit spezifischen Medikamenten erfolgreich behandelt werden kann.

Chapter 5: The Invisible Path: Mental Health Diagnoses

Kapitel 5: Der unsichtbare Pfad: Diagnosen psychischer Erkrankungen

Besprechen Sie die besonderen Herausforderungen bei der Diagnose psychischer Erkrankungen.

Einführung

Psychische Erkrankungen stellen ein globales Gesundheitsproblem dar, das Millionen von Menschen betrifft. Im Gegensatz zu körperlichen Erkrankungen, die oft mit eindeutigen Symptomen und körperlichen Anzeichen verbunden sind, können psychische Erkrankungen subtiler und komplexer sein, was die Diagnose und Behandlung erschwert. In diesem Essay beleuchten wir die besonderen Herausforderungen bei der Diagnose psychischer Erkrankungen und diskutieren die Auswirkungen auf Betroffene und das Gesundheitssystem.

Die Vielschichtigkeit psychischer Erkrankungen

Psychische Erkrankungen umfassen ein breites Spektrum von Störungen, wie z. B. Depressionen, Angststörungen, bipolare Störungen, Schizophrenie und Persönlichkeitsstörungen. Diese Erkrankungen können sich in ihren Symptomen, ihrem Verlauf und ihrer Schwere stark voneinander unterscheiden.

Subjektive Symptome und fehlende objektive Marker

Viele psychische Erkrankungen äußern sich in subjektiven Symptomen wie Gefühlen von Traurigkeit, Angst, Unruhe, Konzentrationsschwierigkeiten oder Schlafstörungen. Im Gegensatz zu körperlichen Erkrankungen, bei denen objektive Marker wie Blutdruck, Puls oder Entzündungswerte gemessen werden können, fehlen bei psychischen Erkrankungen oft eindeutige biologische Marker, die eine Diagnose erleichtern könnten.

Stigmatisierung und Scham

Psychische Erkrankungen sind nach wie vor mit Stigmatisierung und Scham verbunden, was viele Betroffene davon abhält, sich Hilfe zu suchen. Dies kann die Diagnose und Behandlung weiter verzögern und die Situation der Betroffenen verschlimmern.

Fehlende Ressourcen und Fachkräfte

Das Gesundheitssystem steht oft vor dem Problem, dass es nicht genügend Ressourcen und Fachkräfte für die Diagnose und Behandlung von psychischen Erkrankungen gibt. Dies führt zu langen Wartezeiten und erschwert den Zugang zu adäquater Hilfe.

Komorbidität und komplexe Krankheitsbilder

Psychische Erkrankungen können häufig mit anderen Erkrankungen, sowohl körperlichen als auch psychischen, zusammen auftreten. Dies kann die Diagnose und Behandlung erschweren, da die Symptome und Auswirkungen der verschiedenen Erkrankungen miteinander interagieren können.

Herausforderungen bei der Differentialdiagnose

Die Differentialdiagnose bei psychischen Erkrankungen ist besonders komplex, da die Symptome sich mit denen anderer Erkrankungen überschneiden können. So können zum Beispiel Symptome wie Müdigkeit, Appetitlosigkeit und Schlafstörungen sowohl bei Depressionen als auch bei körperlichen Erkrankungen auftreten.

Auswirkungen auf Betroffene und das Gesundheitssystem

Die verzögerte oder fehlende Diagnose psychischer Erkrankungen hat weitreichende Folgen:

- Verschlechterung der Symptome: Die verzögerte Behandlung kann zu einer Verschlimmerung der Symptome und einer chronischen Erkrankung führen.
- Erhöhtes Risiko für Suizid: Psychische Erkrankungen sind ein wichtiger Risikofaktor für Suizid. Eine rechtzeitige Diagnose und Behandlung kann Leben retten.
- Verminderte Lebensqualität: Psychische Erkrankungen können die Lebensqualität der Betroffenen stark beeinträchtigen und zu Einschränkungen im Privat- und Berufsleben führen.
- Erhöhte Kosten für das Gesundheitssystem: Die Folgen psychischer Erkrankungen, wie z. B. Arbeitsausfälle, Krankenhausaufenthalte und Frühinvalidität, führen zu hohen Kosten für das Gesundheitssystem.

Fazit

Die Diagnose psychischer Erkrankungen stellt aufgrund der Vielschichtigkeit der Erkrankungen, der subjektiven Symptome, der Stigmatisierung und des Mangels an Ressourcen eine besondere Herausforderung dar. Die

Verbesserung der Diagnosefindung und die Bereitstellung von adäquater Hilfe für Menschen mit psychischen Erkrankungen sind wichtige Aufgaben, um die Lebensqualität aller Menschen zu verbessern und die Belastung des Gesundheitssystems zu verringern.

Erkunden Sie die Stigmatisierung von psychischen Erkrankungen und deren Auswirkungen auf die Diagnose.

Psychische Erkrankungen sind weltweit ein weit verbreitetes Problem, das Millionen von Menschen betrifft. Doch trotz ihrer hohen Prävalenz und der erheblichen Beeinträchtigung des Lebensalltags vieler Menschen, sind psychische Erkrankungen nach wie vor mit einem hohen Maß an Stigmatisierung verbunden. Diese Stigmatisierung hat negative Auswirkungen auf die Diagnose und Behandlung psychischer Erkrankungen und stellt ein erhebliches Hindernis für die Betroffenen dar, die notwendige Unterstützung zu erhalten.

Die Wurzeln der Stigmatisierung:

Die Stigmatisierung psychischer Erkrankungen hat tiefgreifende Wurzeln in der Geschichte und in gesellschaftlichen Vorurteilen. Menschen mit psychischen Erkrankungen werden oft als schwach, unfähig oder sogar gefährlich wahrgenommen. Diese Stigmatisierung kann durch negative Stereotypen in den Medien, aber auch durch mangelndes Wissen und Verständnis über psychische Erkrankungen in der Bevölkerung weiter verstärkt werden.

Auswirkungen auf die Diagnose:

Die Stigmatisierung psychischer Erkrankungen kann verschiedene negative Auswirkungen auf die Diagnose haben:

- Verzögerte Hilfe: Menschen mit psychischen Erkrankungen scheuen sich oft, professionelle Hilfe zu suchen, aus Angst vor negativer Beurteilung oder

Diskriminierung. Dies kann zu einer Verzögerung der Diagnose und Behandlung führen, was die Schwere der Erkrankung und die langfristigen Folgen verschlimmern kann.

- Fehldiagnose: Die Angst vor Stigmatisierung kann dazu führen, dass Menschen ihre Symptome verharmlosen oder leugnen, was zu einer Fehldiagnose führen kann.
- Vermeidung von Diagnosen: In einigen Fällen vermeiden Menschen mit psychischen Erkrankungen bewusst eine Diagnose, um negative Auswirkungen auf ihr Privat- oder Berufsleben zu vermeiden.

Erschwerende Behandlung:

Die Stigmatisierung kann auch die Behandlung psychischer Erkrankungen erschweren:

- Therapieresistenz: Die Angst vor Stigmatisierung kann zu einer verminderten Therapieadhärenz und -motivation führen, was den Behandlungserfolg beeinträchtigen kann.
- Vermeidung sozialer Unterstützung: Menschen mit psychischen Erkrankungen ziehen sich oft aus sozialen Kontakten zurück, aus Angst vor Stigmatisierung. Dies kann zu sozialer Isolation und einem Gefühl der Scham führen, was die psychische Gesundheit weiter belasten kann.
- Diskriminierung im Gesundheitswesen: In einigen Fällen können Menschen mit psychischen Erkrankungen Diskriminierung im Gesundheitswesen erfahren, z. B. durch abwertende Behandlung oder Verweigerung von Behandlungsleistungen.

Bekämpfung der Stigmatisierung:

Um die negativen Auswirkungen der Stigmatisierung auf die Diagnose und Behandlung psychischer Erkrankungen zu reduzieren, ist es wichtig, aktiv gegen Stigmatisierung vorzugehen.

- Aufklärung und Bildung: Aufklärungskampagnen und Bildungsprogramme können dazu beitragen, das Wissen und Verständnis über psychische Erkrankungen in der Bevölkerung zu verbessern und negative Stereotypen abzubauen.
- Perspektivenwechsel: Medien und öffentliche Diskussionen sollten Menschen mit psychischen Erkrankungen als gleichberechtigte Mitglieder der Gesellschaft darstellen und ihre Erfahrungen und Bedürfnisse sichtbar machen.
- Antidiskriminierungsgesetze: Gesetze, die Diskriminierung aufgrund von psychischen Erkrankungen verbieten, können dazu beitragen, Menschen mit psychischen Erkrankungen vor Stigmatisierung und Benachteiligung zu schützen.
- Unterstützung von Betroffenen: Selbsthilfegruppen und andere Unterstützungsgruppen können Menschen mit psychischen Erkrankungen einen Raum bieten, in dem sie sich mit anderen Betroffenen austauschen können und sich gegenseitig unterstützen können.

Fazit:

Die Stigmatisierung psychischer Erkrankungen ist ein komplexes und vielschichtiges Problem, das negative Auswirkungen auf die Diagnose und Behandlung von Betroffenen hat. Durch Aufklärung, Bildung und aktive Bekämpfung von Stigmatisierung kann es gelingen, die Situation für Menschen mit psychischen Erkrankungen zu verbessern und ihnen den Zugang zu notwendiger Hilfe zu erleichtern.

Heben Sie die Bedeutung einer frühzeitigen Intervention und einer angemessenen Behandlung psychischer Erkrankungen hervor.

Einleitung

Psychische Erkrankungen sind weltweit ein weit verbreitetes Problem, das Millionen von Menschen betrifft. Sie können zu erheblichen Beeinträchtigungen im Alltag führen und die Lebensqualität stark beeinträchtigen.

Trotz der hohen Prävalenz und der negativen Auswirkungen auf das Leben vieler Menschen werden psychische Erkrankungen oft stigmatisiert und nicht ausreichend behandelt.

In diesem Essay wird die Bedeutung einer frühzeitigen Intervention und einer angemessenen Behandlung psychischer Erkrankungen hervorgehoben.

2. Bedeutung der Früherkennung

Eine frühzeitige Diagnose und Intervention bei psychischen Erkrankungen sind von entscheidender Bedeutung, um den Verlauf der Erkrankung zu verbessern und langfristige negative Folgen zu vermeiden.

Je früher eine psychische Erkrankung erkannt und behandelt wird, desto besser sind die Chancen auf eine vollständige Genesung und ein normales Leben.

Vorteile einer frühzeitigen Intervention:

- Verbesserte Prognose: Die Erfolgsraten der Behandlung psychischer Erkrankungen sind bei einer frühen Intervention deutlich höher.

- Geringeres Risiko von Komplikationen: Eine frühzeitige Behandlung kann das Risiko von Komplikationen wie Suizid, Substanzmissbrauch und chronischen körperlichen Erkrankungen verringern.
- Verbesserte Lebensqualität: Psychische Erkrankungen können zu erheblichen Beeinträchtigungen im Alltag führen. Eine frühzeitige Behandlung kann die Lebensqualität der Betroffenen deutlich verbessern.
- Geringere gesellschaftliche Kosten: Die Behandlung psychischer Erkrankungen ist kostspielig. Eine frühzeitige Intervention kann die gesellschaftlichen Kosten durch eine verringerte Inanspruchnahme von Gesundheitsleistungen und eine höhere Produktivität der Betroffenen senken.

3. Barrieren für eine frühzeitige Intervention

Es gibt verschiedene Barrieren, die eine frühzeitige Intervention bei psychischen Erkrankungen erschweren können:

- Stigmatisierung: Psychische Erkrankungen werden oft stigmatisiert, was dazu führt, dass viele Betroffene ihre Symptome verbergen und keine Hilfe suchen.
- Mangel an Bewusstsein: Viele Menschen wissen nicht genug über psychische Erkrankungen und ihre Symptome, was eine frühzeitige Erkennung erschwert.
- Mangel an Zugang zu Behandlung: In vielen Teilen der Welt haben Menschen keinen Zugang zu adäquater Behandlung psychischer Erkrankungen.

4. Notwendigkeit einer angemessenen Behandlung

Neben der Früherkennung ist auch eine angemessene Behandlung psychischer Erkrankungen von großer Bedeutung.

Die Behandlung psychischer Erkrankungen kann verschiedene Formen annehmen, z. B.:

- Psychotherapie: Psychotherapie ist eine Form der Gesprächstherapie, die Menschen mit psychischen Erkrankungen dabei hilft, ihre Symptome zu verstehen und zu bewältigen.
- Medikamente: Medikamente können zur Behandlung von Symptomen psychischer Erkrankungen wie Depressionen, Angstzuständen und Psychosen eingesetzt werden.
- Sozialarbeit: Sozialarbeiter können Menschen mit psychischen Erkrankungen bei der Bewältigung von sozialen und praktischen Herausforderungen unterstützen.

5. Fazit

Psychische Erkrankungen sind ein ernstes Gesundheitsproblem, das Millionen von Menschen weltweit betrifft.

Eine frühzeitige Diagnose und Intervention sowie eine angemessene Behandlung sind entscheidend, um den Verlauf der Erkrankung zu verbessern und die Lebensqualität der Betroffenen zu erhöhen.

Es ist wichtig, die Stigmatisierung psychischer Erkrankungen zu bekämpfen und den Zugang zu adäquater Behandlung zu verbessern, um sicherzustellen, dass alle Menschen die Unterstützung erhalten, die sie benötigen.

Chapter 6: The Shifting Sands: Emerging Pathologies and Evolving Diagnoses

Kapitel 6: Treibsand: Neue Krankheitsbilder und sich wandelnde Diagnosen

Diskutieren Sie die laufende Entdeckung neuer Krankheiten und die Entwicklung diagnostischer Kriterien.

Einführung

Die Medizin befindet sich in einem ständigen Wandel, angetrieben durch neue wissenschaftliche Erkenntnisse und technologischen Fortschritt. Ein wichtiger Aspekt dieses Wandels ist die laufende Entdeckung neuer Krankheiten. Während die Identifizierung neuer Krankheitsbilder eine Herausforderung darstellt, ist die Entwicklung präziser diagnostischer Kriterien von entscheidender Bedeutung für die effektive Behandlung und Prävention dieser Erkrankungen. In diesem Essay beleuchten wir die Prozesse der Entdeckung neuer Krankheiten und die Entwicklung diagnostischer Kriterien und diskutieren die damit verbundenen Herausforderungen und Chancen.

Die Quellen der Neuentdeckungen

Neue Krankheiten können aus verschiedenen Gründen entdeckt werden:

- Veränderungen im Krankheitsverlauf: Bekannte Krankheiten können sich im Laufe der Zeit verändern, neue Symptome entwickeln oder resistent gegen bestehende Therapien werden.

- Neue Erreger: Die Entdeckung neuer Krankheitserreger, wie z. B. Viren oder Bakterien, kann zu neuen Krankheitsbildern führen.
- Umwelteinwirkungen: Umweltveränderungen, wie z. B. Luftverschmutzung oder Klimawandel, können neue Krankheiten oder die Ausbreitung bereits bekannter Krankheiten begünstigen.
- Verbesserte diagnostische Verfahren: Fortschritte in der Diagnostik, wie z. B. neue bildgebende Verfahren oder molekulare Tests, können zur Identifizierung neuer Krankheitsbilder führen, die zuvor nicht erkannt wurden.

Die Herausforderungen der Diagnosefindung

Die Diagnose neuer Krankheiten stellt besondere Herausforderungen dar:

- Mangelnde Informationen: Über neue Krankheiten liegen oft nur begrenzte Informationen über ihre Ursachen, Symptome und den Verlauf vor.
- Fehlende diagnostische Kriterien: Es fehlen etablierte diagnostische Kriterien, um die neue Krankheit eindeutig von anderen Erkrankungen abzugrenzen.
- Differentialdiagnose: Die Symptome neuer Krankheiten können sich mit denen anderer Erkrankungen überschneiden, was die Differentialdiagnose erschwert.
- Psychologische Faktoren: Die Angst vor einer neuen und unbekannten Krankheit kann zu psychischen Belastungen bei den Betroffenen führen.

Die Entwicklung diagnostischer Kriterien

Die Entwicklung diagnostischer Kriterien für neue Krankheiten ist ein komplexer Prozess, der mehrere Schritte umfasst:

- Definition der Krankheit: Die Merkmale und Symptome der neuen Krankheit müssen klar definiert werden.
- Entwicklung von Diagnosetests: Spezifische Tests müssen entwickelt werden, um die Krankheit zuverlässig zu diagnostizieren.
- Validierung der Kriterien: Die diagnostischen Kriterien müssen an einer großen Gruppe von Patienten validiert werden, um ihre Genauigkeit und Spezifität zu gewährleisten.
- Etablierung von Richtlinien: Internationale Richtlinien für die Diagnose und Behandlung der neuen Krankheit müssen etabliert werden.

Chancen und Perspektiven

Die Entdeckung neuer Krankheiten und die Entwicklung diagnostischer Kriterien bieten neue Chancen für die Medizin:

- Verbesserte Behandlungsmöglichkeiten: Die genaue Diagnose einer neuen Krankheit ermöglicht die Entwicklung effektiver Therapien.
- Präventionsmaßnahmen: Durch die Identifizierung der Risikofaktoren und Übertragungswege neuer Krankheiten können gezielte Präventionsmaßnahmen ergriffen werden.
- Erweiterung des medizinischen Wissens: Die Erforschung neuer Krankheiten trägt zum Verständnis der komplexen Zusammenhänge zwischen Gesundheit und Krankheit bei.

Fazit

Die Entdeckung neuer Krankheiten und die Entwicklung diagnostischer Kriterien sind wichtige Aufgaben in der modernen Medizin. Obwohl die Diagnose neuer Krankheiten mit Herausforderungen verbunden ist, bieten sie auch die Chance, die Lebensqualität von Menschen zu verbessern und zur Bekämpfung von Krankheiten beizutragen. Durch interdisziplinäre Zusammenarbeit und die Nutzung neuer Technologien können wir die Diagnose und Behandlung neuer Krankheiten weiter verbessern und die Gesundheit von Menschen weltweit schützen.

Untersuchen Sie den Einfluss des technologischen Fortschritts auf die diagnostischen Möglichkeiten.

Der technologische Fortschritt hat in den letzten Jahren eine Vielzahl von Bereichen revolutioniert und macht auch vor der Medizin keinen Halt. Insbesondere die Diagnostik, die Identifizierung und Charakterisierung von Krankheiten, profitiert in hohem Maße von neuen Entwicklungen und eröffnet Ärzten und Patienten neue Möglichkeiten.

Von der Mikroskopie zur Molekularbiologie:

Schon seit jeher spielen technologische Innovationen eine wichtige Rolle in der Diagnostik. Die Entwicklung des Mikroskops im 17. Jahrhundert ermöglichte es erstmals, kleinste Strukturen im menschlichen Körper zu erkennen und Krankheitserreger wie Bakterien zu identifizieren. Die Röntgenentdeckung im späten 19. Jahrhundert revolutionierte die Bildgebung und ermöglichte Einblicke in den Körper ohne Operationen.

Im 20. Jahrhundert folgten weitere bahnbrechende Entwicklungen wie die Elektrokardiographie (EKG) zur Untersuchung der Herztätigkeit, die Ultraschalluntersuchung zur Darstellung von Organen und Geweben und die Computertomographie (CT) und Magnetresonanztomographie (MRT) zur detaillierten Bildgebung des Körpers.

Die Ära der Genomik und Bioinformatik:

In den letzten Jahren hat die Biotechnologie mit der Entschlüsselung des menschlichen Genoms und der Entwicklung neuer molekularbiologischer Methoden einen weiteren Quantensprung in der Diagnostik ermöglicht. Gentests können heute verwendet werden, um erbliche

Erkrankungen zu diagnostizieren, das Risiko für bestimmte Krankheiten zu bestimmen und personalisierte Therapien zu entwickeln.

Die Bioinformatik, die Analyse von biologischen Daten mit Hilfe von Computern, spielt dabei eine Schlüsselrolle. Durch die Auswertung von Genomdaten, Proteindaten und anderen molekularen Datensätzen können neue Biomarker identifiziert werden, die zur Diagnose und Früherkennung von Krankheiten eingesetzt werden können.

Künstliche Intelligenz und maschinelles Lernen:

Künstliche Intelligenz (KI) und maschinelles Lernen (ML) halten zunehmend Einzug in die Medizin und eröffnen auch für die Diagnostik neue Möglichkeiten. KI-Algorithmen können große Datenmengen analysieren, Muster erkennen und so Ärzte bei der Diagnose unterstützen.

Beispielsweise können KI-Systeme verwendet werden, um Hautbilder auf Hautkrebs zu analysieren, Röntgenbilder auf Lungenerkrankungen zu untersuchen oder CT-Bilder von Hirntumoren zu klassifizieren. KI kann auch dazu beitragen, die Interpretation von komplexen Testergebnissen zu verbessern und die Entscheidungsfindung in der Diagnostik zu unterstützen.

Telemedizin und Point-of-Care-Diagnostik:

Die Telemedizin und die Point-of-Care-Diagnostik (POC) ermöglichen es, Patienten an entfernten Orten oder in Notfallsituationen schnell und einfach zu diagnostizieren.

In der Telemedizin können Patienten mithilfe von Videokonferenzsystemen mit Ärzten in Kontakt treten und ihre Symptome schildern. Ärzte können so eine erste

Diagnose stellen und ggf. weitere Untersuchungen oder Behandlungen veranlassen.

POC-Testsysteme liefern schnelle und zuverlässige Ergebnisse direkt am Ort der Patientenversorgung, z. B. in Arztpraxen, Notaufnahmen oder sogar zu Hause. Dies kann die Wartezeit für Patienten verkürzen und die Entscheidungsfindung in der Behandlung beschleunigen.

Herausforderungen und ethische Aspekte:

Der technologische Fortschritt in der Diagnostik bringt neben neuen Möglichkeiten auch Herausforderungen mit sich. Die hohen Kosten neuer Technologien können den Zugang zur Diagnostik für einige Patienten erschweren. Zudem müssen ethische Aspekte wie der Datenschutz und die Verwendung von KI in der Medizin sorgfältig beachtet werden.

Fazit:

Der technologische Fortschritt revolutioniert die Diagnostik und eröffnet Ärzten und Patienten neue Möglichkeiten zur Früherkennung, Diagnose und Behandlung von Krankheiten. KI, molekularbiologische Methoden, Telemedizin und POC-Diagnostik sind nur einige Beispiele für die vielfältigen Innovationen, die die Zukunft der Diagnostik gestalten werden.

Analysieren Sie die ethischen Erwägungen im Zusammenhang mit neuartigen Diagnosen und Behandlungen.

Einleitung

Der medizinische Fortschritt bringt ständig neue Diagnosen und Behandlungen hervor, die das Potenzial haben, Leben zu retten und die Lebensqualität zu verbessern.

Diese Innovationen werfen jedoch auch eine Reihe ethischer Fragen auf, die sorgfältig abgewogen werden müssen.

In diesem Essay werden wir einige der wichtigsten ethischen Erwägungen im Zusammenhang mit neuartigen Diagnosen und Behandlungen untersuchen.

2. Nutzen und Risiko

Eines der zentralen ethischen Prinzipien in der Medizin ist das Prinzip des Nutzens und Risikos.

Neue Diagnosen und Behandlungen sollten nur dann eingesetzt werden, wenn der erwartete Nutzen für den Patienten das potenzielle Risiko überwiegt.

3. Zustimmung

Patienten haben das Recht auf Selbstbestimmung und müssen über alle Aspekte einer neuen Diagnose oder Behandlung informiert werden, bevor sie ihre Zustimmung geben.

Die Zustimmung muss frei und willkürlich sein und auf ausreichender Information basieren.

4. Gerechtigkeit und Fairness

Neue Diagnosen und Behandlungen sollten allen Menschen zugänglich sein, die sie benötigen, unabhängig von ihrem sozialen Status oder ihrer finanziellen Situation.

Es ist wichtig, Ungleichheiten im Zugang zu medizinischer Versorgung zu vermeiden.

5. Datenschutz und Privatsphäre

Die erhobenen Patientendaten müssen vertraulich behandelt und vor unbefugtem Zugriff geschützt werden.

Patienten haben das Recht auf Privatsphäre und Kontrolle über ihre persönlichen Daten.

6. Langzeiteffekte

Die langfristigen Auswirkungen neuer Diagnosen und Behandlungen sind oft ungewiss.

Es ist wichtig, dass die potenziellen Langzeiteffekte sorgfältig untersucht werden, bevor neue Verfahren eingesetzt werden.

7. Ethische Gremien

Ethische Gremien spielen eine wichtige Rolle bei der Bewertung der ethischen Implikationen neuer Diagnosen und Behandlungen.

Diese Gremien können Empfehlungen für die Entwicklung und den Einsatz neuer Verfahren geben und dazu beitragen, dass ethische Prinzipien gewahrt bleiben.

8. Fallbeispiele

Um die ethischen Erwägungen im Zusammenhang mit neuartigen Diagnosen und Behandlungen zu verdeutlichen, sollen hier zwei Fallbeispiele angeführt werden:

Fall 1: Gentechnische Verfahren

Gentechnische Verfahren wie die Gentherapie haben das Potenzial, genetische Erkrankungen zu heilen.

Diese Verfahren werfen jedoch eine Reihe ethischer Fragen auf, z. B. die Frage nach der Sicherheit und Wirksamkeit der Verfahren, die Frage nach dem Eingriff in die menschliche Keimbahn und die Frage nach der sozialen Gerechtigkeit.

Fall 2: Künstliche Intelligenz in der Medizin

Künstliche Intelligenz (KI) wird zunehmend in der Medizin eingesetzt, z. B. zur Diagnose von Krankheiten oder zur Entwicklung neuer Medikamente.

Der Einsatz von KI in der Medizin wirft ethische Fragen wie die Frage nach der Transparenz und Nachvollziehbarkeit von KI-Entscheidungen, die Frage nach der Verantwortung für KI-Systeme und die Frage nach dem potenziellen Verlust von Arbeitsplätzen im Gesundheitswesen auf.

9. Fazit

Neuartige Diagnosen und Behandlungen bieten große Chancen für die Verbesserung der menschlichen Gesundheit.

Es ist jedoch wichtig, dass die ethischen Implikationen dieser Innovationen sorgfältig abgewogen werden.

Ethische Prinzipien wie das Prinzip des Nutzens und Risikos, das Prinzip der Zustimmung, das Prinzip der Gerechtigkeit und Fairness, der Datenschutz und die Privatsphäre sowie die Berücksichtigung der Langzeiteffekte müssen bei der Entwicklung und dem Einsatz neuer Verfahren stets im Vordergrund stehen.

Chapter 7: Lost in Translation: Cultural Considerations in Diagnosis

Kapitel 7: Verlorene Verständigung: Kulturelle Aspekte in der Diagnostik

Erörtern Sie den Einfluss des kulturellen Hintergrunds und der Glaubensvorstellungen auf die Symptompräsentation und den Diagnoseprozess.

Einführung

Die Gesundheit und Krankheit sind komplexe Phänomene, die nicht nur durch biologische und medizinische Faktoren, sondern auch durch soziale und kulturelle Aspekte beeinflusst werden. Der kulturelle Hintergrund und die Glaubensvorstellungen eines Menschen können seine Wahrnehmung von Symptomen, sein Gesundheitsverhalten und die Art und Weise, wie er medizinische Hilfe sucht, beeinflussen. In diesem Essay beleuchten wir den Einfluss des kulturellen Hintergrunds und der Glaubensvorstellungen auf die Symptompräsentation und den Diagnoseprozess und diskutieren die Herausforderungen und Chancen, die sich daraus für die Medizin ergeben.

Die Vielfalt kultureller Ausdrucksformen von Gesundheit und Krankheit

Verschiedene Kulturen haben unterschiedliche Vorstellungen von Gesundheit, Krankheit und Heilung. Diese Vorstellungen können sich in der Art und Weise ausdrücken, wie Menschen ihre Symptome wahrnehmen und interpretieren, welche Ursachen sie für ihre Beschwerden vermuten und welche Behandlungsmethoden sie bevorzugen.

Einfluss auf die Symptompräsentation

Der kulturelle Hintergrund kann die Art und Weise beeinflussen, wie Menschen ihre Symptome wahrnehmen und beschreiben. In einigen Kulturen werden Schmerzen und Beschwerden stärker verbalisiert, während in anderen Kulturen eher stoisches Verhalten erwartet wird.

Beeinflussung des Gesundheitsverhaltens

Der kulturelle Hintergrund kann das Gesundheitsverhalten von Menschen beeinflussen, z. B. die Art und Weise, wie sie sich ernähren, sich bewegen und mit Stress umgehen. Diese Faktoren können wiederum das Risiko für Krankheiten und die Art und Weise, wie sich diese manifestieren, beeinflussen.

Auswirkungen auf die Suche nach medizinischer Hilfe

Der kulturelle Hintergrund kann die Art und Weise beeinflussen, wie Menschen medizinische Hilfe suchen. In einigen Kulturen ist es üblich, zuerst traditionelle Heilmethoden in Anspruch zu nehmen, während in anderen Kulturen sofort ein Arzt aufgesucht wird.

Herausforderungen für die Medizin

Der Einfluss des kulturellen Hintergrunds und der Glaubensvorstellungen auf die Gesundheit und Krankheit stellt die Medizin vor verschiedene Herausforderungen:

- Missverständnisse: Missverständnisse zwischen Arzt und Patient aufgrund unterschiedlicher kultureller Hintergründe können die Diagnose und Behandlung erschweren.
- Ineffektive Behandlungen: Die Anwendung von Behandlungsmethoden, die nicht den kulturellen Vorstellungen des Patienten entsprechen, kann die Compliance und den Erfolg der Behandlung beeinträchtigen.
- Diskriminierung: Vorurteile und Diskriminierung aufgrund des kulturellen Hintergrunds können die Qualität der medizinischen Versorgung beeinträchtigen.

Chancen für interkulturelle Verständigung

Die Berücksichtigung des kulturellen Hintergrunds und der Glaubensvorstellungen bietet auch Chancen für die Medizin:

- Verbesserte Kommunikation: Interkulturelle Kompetenz und die Anwendung von Dolmetschern können die Kommunikation zwischen Arzt und Patient verbessern und Missverständnisse vermeiden.
- Patientenzentrierte Behandlung: Die Berücksichtigung der kulturellen Vorstellungen und Bedürfnisse des Patienten kann zu einer patientenzentrierten Behandlung führen, die effektiver und akzeptabler für den Patienten ist.
- Erweiterung des medizinischen Wissens: Die Erforschung der traditionellen Heilmethoden und des medizinischen Wissens verschiedener Kulturen kann zu neuen Erkenntnissen und Behandlungsansätzen führen.

Fazit

Der kulturelle Hintergrund und die Glaubensvorstellungen spielen eine wichtige Rolle in der Gesundheit und Krankheit. Die Medizin muss diese Faktoren berücksichtigen, um eine effektive, patientenzentrierte und kultursensible Versorgung zu gewährleisten. Durch interkulturelle Verständigung und Zusammenarbeit können wir die Gesundheit von Menschen aller Kulturen verbessern.

Untersuchen Sie die Bedeutung kultureller Kompetenz bei medizinischem Fachpersonal.

In einer zunehmend globalisierten Welt spielt kulturelle Kompetenz im Gesundheitswesen eine immer wichtigere Rolle. Patienten kommen aus unterschiedlichen Kulturen mit vielfältigen Werten, Bräuchen und Krankheitsvorstellungen. Um diesen Patienten die bestmögliche medizinische Versorgung zu bieten, ist es für medizinisches Fachpersonal unerlässlich, kulturell kompetent zu sein.

Was ist kulturelle Kompetenz?

Kulturelle Kompetenz beschreibt die Fähigkeit, Menschen aus anderen Kulturen zu verstehen, wertzuschätzen und mit ihnen effektiv zu kommunizieren. Im Gesundheitswesen bedeutet dies, die kulturellen Hintergründe von Patienten zu berücksichtigen und diese in die Diagnose, Behandlung und Pflege einzubeziehen.

Warum ist kulturelle Kompetenz wichtig?

Kulturelle Kompetenz ist im Gesundheitswesen aus mehreren Gründen wichtig:

- Verbesserte Kommunikation und Patientenbeziehung: Wenn medizinisches Fachpersonal die kulturellen Hintergründe von Patienten versteht, kann es besser mit ihnen kommunizieren und eine vertrauensvolle Beziehung aufbauen. Dies führt zu einer höheren Patientenzufriedenheit und einer besseren Therapieadhärenz.
- Vermeidung von Missverständnissen und Fehldiagnosen: Kulturelle Unterschiede können zu

Missverständnissen in der Kommunikation zwischen Patienten und medizinischem Fachpersonal führen. Dies kann zu Fehldiagnosen und unnötigen Behandlungen führen. Kulturelle Kompetenz kann helfen, diese Missverständnisse zu vermeiden.

- Respekt und Würde: Jeder Mensch hat das Recht, mit Respekt und Würde behandelt zu werden. Kulturelle Kompetenz bedeutet, die Werte und Bräuche von Patienten zu respektieren, auch wenn sie sich von den eigenen unterscheiden.
- Gerechte Gesundheitsversorgung: Kulturelle Kompetenz kann dazu beitragen, dass alle Patienten Zugang zu einer qualitativ hochwertigen und kultursensiblen Gesundheitsversorgung erhalten.

Wie kann man kulturelle Kompetenz entwickeln?

Es gibt verschiedene Möglichkeiten, kulturelle Kompetenz zu entwickeln:

- Selbstreflexion: Der erste Schritt zur Entwicklung kultureller Kompetenz ist die Selbstreflexion. Medizinische Fachkräfte sollten sich ihrer eigenen kulturellen Prägungen und Vorurteile bewusst sein.
- Weiterbildung: Es gibt verschiedene Fortbildungen und Seminare zum Thema kulturelle Kompetenz im Gesundheitswesen.
- Kontakt zu anderen Kulturen: Der Kontakt zu Menschen aus anderen Kulturen kann helfen, die eigene Perspektive zu erweitern und kulturelle Unterschiede zu verstehen.
- Sprachkenntnisse: Sprachkenntnisse können die Kommunikation mit Patienten aus anderen Kulturen verbessern.

- Erfahrungen sammeln: Praktische Erfahrungen in interkulturellen Settings können helfen, kulturelle Kompetenz zu entwickeln.

Fazit:

Kulturelle Kompetenz ist eine wichtige Schlüsselqualifikation im Gesundheitswesen. Sie ermöglicht es medizinischem Fachpersonal, Patienten aus unterschiedlichen Kulturen besser zu verstehen, mit ihnen zu kommunizieren und ihnen die bestmögliche medizinische Versorgung zu bieten. Durch die Entwicklung von kultureller Kompetenz kann medizinisches Fachpersonal dazu beitragen, die Qualität der Patientenversorgung zu verbessern und die Gesundheitsgerechtigkeit zu fördern.

Behandeln Sie potenzielle Vorurteile und Fehldiagnosen in verschiedenen kulturellen Kontexten.

In der Medizin ist es von entscheidender Bedeutung, dass Diagnosen und Behandlungen auf der Grundlage objektiver und wissenschaftlicher Erkenntnisse erfolgen.

Jedoch können kulturelle Faktoren in der Arzt-Patienten-Interaktion zu Vorurteilen und Fehldiagnosen führen.

In diesem Essay werden wir die potenziellen Auswirkungen von Kultur auf die Diagnostik in verschiedenen Kontexten untersuchen.

1. Definition von Kultur im medizinischen Kontext

Im medizinischen Kontext bezieht sich Kultur auf die Gesamtheit von Werten, Normen, Überzeugungen und Praktiken, die eine Gruppe von Menschen teilen.

Diese kulturellen Faktoren können die Art und Weise beeinflussen, wie Menschen ihre Symptome wahrnehmen und kommunizieren, wie sie mit Krankheit und Gesundheit umgehen und wie sie Entscheidungen über ihre Behandlung treffen.

2. Arten von kulturellen Vorurteilen in der Medizin

Kulturelle Vorurteile können sich in verschiedenen Formen in der Medizin manifestieren, darunter:

- Stereotypen: Stereotypen sind verallgemeinernde Annahmen über bestimmte Gruppen von Menschen, die oft auf unzulänglichen Informationen oder Vorurteilen beruhen. In der Medizin können Stereotypen dazu führen, dass Ärzte die Symptome von Patienten aus anderen Kulturen falsch interpretieren oder ihnen nicht glauben.

- Ethnozentrismus: Ethnozentrismus ist die Überzeugung, dass die eigene Kultur die beste oder einzig richtige ist. In der Medizin kann Ethnozentrismus dazu führen, dass Ärzte die kulturellen Werte und Überzeugungen ihrer Patienten nicht respektieren oder ihre Bedenken nicht ernst nehmen.
- Sprachbarrieren: Sprachbarrieren können die Kommunikation zwischen Arzt und Patient erschweren und zu Missverständnissen führen. Dies kann zu Fehldiagnosen und einer suboptimalen Behandlung führen.

3. Auswirkungen von Kultur auf die Diagnostik

Kulturelle Faktoren können verschiedene Aspekte der Diagnostik beeinflussen, darunter:

- Anamnese: Die Art und Weise, wie Patienten ihre Symptome beschreiben und ihre Krankengeschichte erzählen, kann von ihrer Kultur abhängen. Ärzte müssen diese kulturellen Unterschiede verstehen, um eine genaue Anamnese zu erheben.
- Körperliche Untersuchung: Die Art und Weise, wie Patienten auf die körperliche Untersuchung reagieren, kann von ihrer Kultur abhängen. Ärzte müssen diese kulturellen Unterschiede verstehen, um die Untersuchungsergebnisse richtig zu interpretieren.
- Diagnostische Tests: Die Interpretation von diagnostischen Tests kann von kulturellen Faktoren beeinflusst werden. Ärzte müssen diese Faktoren

berücksichtigen, um Fehlinterpretationen zu vermeiden.

4. Fallbeispiele

Um die Auswirkungen von Kultur auf die Diagnostik zu verdeutlichen, sollen hier zwei Fallbeispiele angeführt werden:

Fall 1: Depressive Störung

Eine Patientin aus einer Kultur, in der psychische Erkrankungen stigmatisiert sind, äußert ihre depressive Stimmung möglicherweise nicht direkt, sondern berichtet stattdessen über körperliche Beschwerden wie Kopfschmerzen oder Müdigkeit.

Ein Arzt, der diese kulturellen Hintergründe nicht kennt, könnte die depressive Störung der Patientin übersehen und stattdessen eine körperliche Erkrankung diagnostizieren.

Fall 2: Bluthochdruck

Ein Patient aus einer Kultur, in der Salz ein wichtiger Bestandteil der Ernährung ist, hat möglicherweise einen erhöhten Blutdruck.

Ein Arzt, der diese kulturellen Hintergründe nicht kennt, könnte dem Patienten vorschnell blutdrucksenkende Medikamente verschreiben, ohne die Ernährung des Patienten zu berücksichtigen und mögliche Änderungen der Lebensweise vorzuschlagen.

5. Fazit

Kulturelle Faktoren spielen eine wichtige Rolle in der Medizin und können die Diagnostik beeinflussen.

Ärzte müssen sich der potenziellen Auswirkungen von Kultur auf die Arzt-Patienten-Interaktion bewusst sein und ihre Kompetenzen im Bereich der interkulturellen Kommunikation verbessern, um Fehldiagnosen und eine suboptimale Behandlung zu vermeiden.

Chapter 8: The Road Less Traveled: Alternative and Complementary Diagnoses

Kapitel 8: Der weniger befahrene Weg: Alternative und komplementäre Diagnosen

Erkunden Sie die Verwendung alternativer und komplementärer Therapien neben der traditionellen Medizin.

Einführung

Die Suche nach Gesundheit und Linderung von Beschwerden hat Menschen seit jeher zu vielfältigen Heilmethoden geführt. Neben der etablierten Schulmedizin gewinnen alternative und komplementäre Therapien (AKT) zunehmend an Bedeutung. In diesem Essay beleuchten wir die verschiedenen Formen der AKT, ihre Einsatzgebiete und die Gründe für ihre wachsende Popularität. Des Weiteren diskutieren wir die Herausforderungen und Chancen, die sich aus der Integration von AKT in das Gesundheitssystem ergeben.

Ein breites Spektrum an Methoden

AKT umfassen ein breites Spektrum an Heilverfahren, die sich von der Schulmedizin in ihren theoretischen Grundlagen, ihren Methoden und ihrer Philosophie unterscheiden. Zu den gängigsten AKT gehören:

- Pflanzenheilkunde: Die Verwendung von Heilpflanzen zur Behandlung von Krankheiten und zur Förderung der Gesundheit.
- Traditionelle chinesische Medizin (TCM): Ein komplexes System aus Akupunktur, Kräutermedizin, Ernährungsberatung und anderen Praktiken.
- Homöopathie: Die Anwendung von verdünnten und potenzierten Substanzen zur Stimulierung der Selbstheilungskräfte des Körpers.
- Yoga und Meditation: Techniken zur Entspannung, Stressreduktion und Förderung des geistigen und körperlichen Wohlbefindens.
- Manuelle Therapien: Techniken wie Osteopathie, Physiotherapie und Massage zur Behandlung von Schmerzen und zur Verbesserung der Beweglichkeit.

Motivationen für die Nutzung von AKT

Die Gründe für die zunehmende Beliebtheit von AKT sind vielfältig:

- Ganzheitlicher Ansatz: AKT betrachten den Menschen als Ganzes und zielen auf die Wiederherstellung des körperlichen, geistigen und seelischen Gleichgewichts ab.
- Natürliche Heilmethoden: Viele Menschen bevorzugen natürliche Heilmethoden gegenüber synthetischen Medikamenten und deren potenziellen Nebenwirkungen.
- Individuelle Betreuung: AKT-Praktiker nehmen sich oft mehr Zeit für ihre Patienten und bieten eine individuellere Betreuung.
- Selbstheilungskräfte aktivieren: AKT zielen darauf ab, die Selbstheilungskräfte des Körpers zu aktivieren und die Gesundheit von innen heraus zu fördern.

Herausforderungen und Chancen

Die Integration von AKT in das Gesundheitssystem stellt sowohl Herausforderungen als auch Chancen dar:

- Wissenschaftliche Evidenz: Nicht alle AKT-Methoden verfügen über eine ausreichende wissenschaftliche Evidenz, um ihre Wirksamkeit zu belegen.
- Qualitätsstandards: Die Qualität und Sicherheit von AKT-Anwendungen können stark variieren, da es oft an einheitlichen Standards mangelt.
- Zusammenarbeit mit der Schulmedizin: Eine effektive Integration von AKT erfordert eine enge Zusammenarbeit zwischen AKT-Praktikern und Schulmedizinern.
- Erweiterung des Behandlungsspektrums: AKT können das Spektrum der Behandlungsmöglichkeiten erweitern und Patienten alternative Optionen bieten.
- Personalisierte Medizin: AKT können zur Personalisierung der Medizin beitragen, indem sie die individuellen Bedürfnisse und Präferenzen des Patienten berücksichtigen.

Fazit

AKT stellen eine wichtige Ergänzung zur Schulmedizin dar und bieten Patienten vielfältige Möglichkeiten, ihre Gesundheit und ihr Wohlbefinden zu verbessern. Die wissenschaftliche Evaluation und die Integration von AKT in das Gesundheitssystem sind jedoch notwendig, um eine qualitativ hochwertige und sichere Versorgung zu gewährleisten. Durch die Zusammenarbeit von Schulmedizin und AKT können wir die Gesundheitsversorgung für alle Menschen optimieren.

Diskutieren Sie die wissenschaftliche Grundlage (oder deren Fehlen) hinter verschiedenen alternativen Diagnosemethoden.

Im Bereich der Medizin und Gesundheitsdiagnostik suchen Menschen seit jeher nach alternativen Methoden, um Krankheiten zu erkennen und zu verstehen. Neben den etablierten, wissenschaftlich fundierten Verfahren gewinnen alternative Diagnosemethoden immer mehr an Popularität. Doch wie steht es um die wissenschaftliche Grundlage dieser Methoden?

Vielfalt der alternativen Diagnosemethoden:

Die Welt der alternativen Diagnosemethoden ist vielfältig und reicht von traditionellen Verfahren wie der Irisdiagnostik und der Ohrakupunktur bis hin zu modernen Ansätzen wie der Bioresonanztherapie und der Quantenheilung. Jede dieser Methoden hat ihre eigene Geschichte, ihre eigenen Anwender und ihre eigenen Erklärungen für die Funktionsweise.

Wissenschaftliche Evidenz: Mangelware oder Fehlanzeige?

Kritische Stimmen bemängeln jedoch oft den Mangel an wissenschaftlicher Evidenz für viele alternative Diagnosemethoden. Strenge wissenschaftliche Studien, die die Wirksamkeit und Zuverlässigkeit dieser Methoden belegen könnten, fehlen häufig.

In einigen Fällen basieren die Methoden auf Theorien, die nicht mit den Erkenntnissen der modernen Medizin übereinstimmen. Es gibt auch Bedenken hinsichtlich der Standardisierung und Reproduzierbarkeit der Ergebnisse, da die Durchführung und Interpretation der Diagnoseverfahren stark von den individuellen Praktizierenden abhängen kann.

Risiken und Grenzen:

Die Verwendung alternativer Diagnosemethoden kann mit gewissen Risiken verbunden sein. Zum einen können sie zu Fehldiagnosen führen, die eine notwendige medizinische Behandlung verzögern oder verhindern können. Zum anderen können sie unnötige Kosten für unwirksame Behandlungen verursachen.

Darüber hinaus sollten alternative Diagnosemethoden niemals als Ersatz für eine etablierte medizinische Diagnose und Behandlung angesehen werden.

Fazit: Skepsis und offener Dialog:

Obwohl einige alternative Diagnosemethoden interessante Ansätze zur Gesundheitsförderung und Selbsterkenntnis bieten können, ist es wichtig, die Grenzen und den Mangel an wissenschaftlicher Evidenz dieser Methoden zu kennen.

Patienten sollten bei der Entscheidung für oder gegen eine alternative Diagnosemethode stets kritisch hinterfragen und sich im Zweifelsfall an einen Arzt wenden. Ein offener Dialog zwischen Patienten, Ärzten und Vertretern alternativer Methoden kann dazu beitragen, die Potentiale und Risiken dieser Methoden besser zu verstehen und verantwortungsvoll in der Gesundheitsversorgung einzusetzen.

Betonen Sie die Bedeutung einer offenen Kommunikation zwischen Patienten, medizinischem Fachpersonal und Anwendern alternativer Therapien.

Einleitung

Die moderne Medizin zeichnet sich durch ein komplexes Zusammenspiel verschiedener Ansätze aus. Neben der konventionellen Medizin gewinnen alternative Therapieformen zunehmend an Bedeutung.

Um eine optimale Patientenversorgung zu gewährleisten, ist eine offene und vertrauensvolle Kommunikation zwischen Patienten, medizinischem Fachpersonal und Anwendern alternativer Therapien unerlässlich.

In diesem Essay werden wir die Bedeutung dieser Kommunikation beleuchten und aufzeigen, wie sie zu einer Verbesserung der Patientensicherheit und -zufriedenheit beitragen kann.

2. Vorteile einer offenen Kommunikation

Eine offene Kommunikation zwischen allen Beteiligten bietet zahlreiche Vorteile:

- Verbesserte Entscheidungsfindung: Durch umfassende Informationen über konventionelle und alternative Therapien können Patienten gemeinsam mit dem Arzt fundierte Entscheidungen über ihre Behandlung treffen.
- Vermeidung von Risiken und Interaktionen: Offene Kommunikation ermöglicht es, mögliche Wechselwirkungen zwischen konventionellen Medikamenten und alternativen Therapien zu erkennen und zu vermeiden.

- Ganzheitliche Betrachtung des Patienten: Die Berücksichtigung alternativer Therapien ermöglicht ein umfassenderes Bild der Gesundheitssituation des Patienten und kann zu einer individuelleren Behandlung führen.
- Gestärktes Vertrauen und Patientenzufriedenheit: Eine offene und ehrliche Kommunikation fördert das Vertrauen zwischen Patient und Arzt und trägt zu einer höheren Patientenzufriedenheit bei.

3. Herausforderungen in der Kommunikation

Die Kommunikation zwischen Patienten, medizinischem Fachpersonal und Anwendern alternativer Therapien kann durch verschiedene Herausforderungen erschwert werden:

- Mangelndes Wissen und Verständnis: Sowohl Patienten als auch medizinisches Fachpersonal verfügen möglicherweise nicht über ausreichende Kenntnisse über alternative Therapien.
- Vorurteile und Stigmatisierung: Alternative Therapien werden manchmal mit Skepsis oder Vorurteilen betrachtet, was die offene Kommunikation behindern kann.
- Unterschiedliche Kommunikationsstile: Patienten, medizinisches Fachpersonal und Anwender alternativer Therapien haben möglicherweise unterschiedliche Kommunikationsstile und Erwartungen.

4. Strategien zur Verbesserung der Kommunikation

Um die Kommunikation zwischen allen Beteiligten zu verbessern, können verschiedene Strategien eingesetzt werden:

- Erweiterung der Ausbildung: Die Aus- und Weiterbildung von medizinischem Fachpersonal sollte auch alternative Therapien umfassen, um fundierte Kenntnisse zu vermitteln.
- Informationsangebote für Patienten: Patienten sollten leicht zugängliche und verständliche Informationen über alternative Therapien erhalten.
- Förderung des Dialogs: Plattformen für den Austausch zwischen Patienten, medizinischem Fachpersonal und Anwendern alternativer Therapien können zu einem besseren Verständnis und Vertrauen führen.
- Sensibilisierung für interkulturelle Aspekte: In einer zunehmend diversen Gesellschaft ist es wichtig, die unterschiedlichen kulturellen Hintergründe und Einstellungen zu alternativen Therapien zu respektieren.

5. Fallbeispiele

Um die Bedeutung offener Kommunikation zu verdeutlichen, sollen hier zwei Fallbeispiele angeführt werden:

Fall 1: Interaktion mit einem Heilpraktiker

Eine Patientin mit chronischen Rückenschmerzen konsultiert einen Heilpraktiker, um ihre Beschwerden zu lindern. Sie informiert ihren Arzt jedoch nicht über die Behandlung mit alternativen Therapien.

Der Arzt kann daher mögliche Wechselwirkungen mit der verschriebenen Medikation nicht erkennen und die Behandlung der Patientin wird dadurch beeinträchtigt.

Fall 2: Einbeziehung der Familie in die Entscheidungsfindung

Ein Patient mit einer Krebserkrankung erwägt die zusätzliche Anwendung einer alternativen Therapieform. In einem offenen Gespräch mit seinem Arzt und seiner Familie werden die möglichen Vorteile und Risiken dieser Therapieform sorgfältig abgewogen und eine gemeinsame Entscheidung getroffen.

6. Fazit

Eine offene und vertrauensvolle Kommunikation zwischen Patienten, medizinischem Fachpersonal und Anwendern alternativer Therapien ist für eine optimale Patientenversorgung und -sicherheit von zentraler Bedeutung.

Durch die Förderung des Dialogs, die Erweiterung von Wissen und die Berücksichtigung unterschiedlicher Perspektiven kann eine gemeinsame Grundlage für eine effektive und patientenzentrierte Behandlung geschaffen werden.